中医整合医学探赜

虞坚尔 ◎ 主审
李利清 刘晓 ◎ 主编

上海科学技术文献出版社
Shanghai Scientific and Technological Literature Press

图书在版编目（CIP）数据

中医整合医学探赜 / 李利清，刘晓主编． -- 上海：上海科学技术文献出版社，2025.
-- ISBN 978-7-5439-9268-9

Ⅰ．R22

中国国家版本馆CIP数据核字第2024E0E993号

责任编辑：付婷婷
封面设计：留白文化

中医整合医学探赜
ZHONGYI ZHENGHE YIXUE TANZE
虞坚尔　主审　李利清　刘　晓　主编
出版发行：上海科学技术文献出版社
地　　址：上海市淮海中路1329号4楼
邮政编码：200031
经　　销：全国新华书店
印　　刷：常熟市人民印刷有限公司
开　　本：720mm×1000mm　1/16
印　　张：15
字　　数：198 000
版　　次：2025年4月第1版　2025年4月第1次印刷
书　　号：ISBN 978-7-5439-9268-9
定　　价：68.00元

http://www.sstlp.com

编 委 会

主 审

虞坚尔

主 编

李利清　刘　晓

副主编

蒋沈华　安　琪　张馨月

编 委

（以姓氏笔画为序）

白　莉　杨　妍　［马来西亚］沈莉琪
张新光　夏晨萍　鄂健雨

序

21世纪是整合的时代，整合医学是未来医学发展的方向和必由之路。

我们要善于通过历史看现实、透过现象看本质，把握好全局和局部、当前和长远、宏观和微观、主要矛盾和次要矛盾、特殊和一般的关系，不断提高战略思维、历史思维、辩证思维、系统思维、创新思维、法治思维、底线思维能力，为前瞻性思考、全局性谋划、整体性推进党和国家各项事业提供科学思想方法。

中医学中非常重要的一个特点就是整体观念。作者们在坚持更加完整地传承中华文化、中医理论与实践的基础上，发扬海派文化、海派中医学术思想，以整合为导向，广泛吸收现代科学、心理学等先进灼见，发展中医整合医学，对贯彻执行党中央相关文件精神，传承发展中医学术、中华文化有着重要的意义，为后学整合性地深入学习中医学术思想理论，秉承传承、发展、创新之志，在现代研究中医的众多碎片化信息的迷茫中开辟了一条光明之路。

两位主编均是我的博士、博士后学生，为海派中医徐氏儿科第五代学术传承人。主编李利清为主任医师，全国中医临床优秀人才，坚持中医学术传承、创新，率先开展了中医整合医学研究。看到后辈传承且不忘创新，创新兼顾发展，心甚慰之，乐之为序。

癸卯岁荷月初八于沪

前　言

1. 心路历程

　　自从踏上中医学之路，随着对中医学的不断学习、研究、应用，我也在不断成长、反思。记得刚刚开始学习中医的时候，有一位老师和我们讲，中医学生根于中国，开花于日本，结果于美国。而我们也确实会发现日本的汉方药产业占据了世界中药市场太多的份额，美国的一些学者对中医的研究走在了世界的前列，尤其是整合心理学中有着许多东方文化的智慧在闪耀。而经过反复的研究，我们会发现，真正原汁原味的中医学传承，尚需在我们中医学的根上去寻。

　　随着西学东渐，我们的文化知识从小学启蒙以来主要以西方的现代科学文化知识为基础。实际上我们接受过中医院校教育的人，往往是立足于现代科学的角度来认识、学习中医学的，而我也走过了从生物医学、心身医学到整合医学三个不同层次学习中医学的迷惑、不惑到明朗之曲折前进的心路历程。

（1）从生物医学角度看中医学让人迷茫

　　一次学术会议上，一位医师谈起曾看过一位反复口腔溃疡的患者，看了

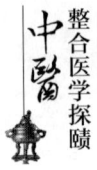

数位专家,病情仍不见任何好转,后来找到某位医师,以甘草泻心汤为主方而获愈。次年这位患者口腔同样的位置出现溃疡,再用前面有效的方子,结果却是无效。这个案例其实是从生物医学角度看中医的,生物医学思想指导之下,一般是某药治某病,某方治某病。病不变,药亦不变;病变,药才变。而中医学一直强调不能固守成方,而要因时、因地、因人、因证制宜。如国医大师严世芸所云,中医当"圆融活法"。

从生物医学的角度来看中医,中医学的许多方面确实让人非常之迷惑。比如,中医诊断中非常重要的脉象,同样的一位患者,每位中医师的脉象感觉都不可能完全相同,变化很大;中药的寒热温凉,也很难量化;同样的患者,同样的疾病,不同的时间,可能原先有效的方子就会无效……

随着医学、科学的发展,学者们日益发现生物医学模式的局限性,只重视躯体问题,而忽视了心理、社会等因素对人的健康与疾病的影响。生物-心理-社会医学模式应运而生,而心身医学是生物-心理-社会医学模式的代表。

(2)从心身医学角度看中医学让人不惑

心身医学是现代医学的一门分支学科。心身医学体系确立于20世纪30年代,心身医学是从心身相关的基本立场出发,考察人类健康和疾病问题,试图提出"综合-整体性医学学科"。而其理论基础是"心身相关",是以二元论为基础的。从心身医学角度看中医学,可以明白中医学为何不能单纯地从生物医学角度理解,达到不惑之境。

中医学以人为本的思想烙印在我的心灵深处。然而,中医学常常被某些学者诟病于无法剔除心理作用。诚然,中医学从中医基础到中医诊断,再到中药、针灸、气功……,都无法完全剔除心理的重要作用,要想真正理解中医基础理论之阴阳、五行、气一元论等,需要用心体悟、感悟,如果只是用逻辑思维去探索,那是无法完全理解的;中医诊断,望、闻、问、切,都需要全身心地体悟、感悟、投入，才能传承真正的中医学；中药之四气五味——寒热温凉、酸苦甘辛咸等，也离不开感觉，离不开心理作用；针灸，需要医师的感觉、患者的得气感觉等才能获得良效；导引、气功，更是离不开感觉、离不开心理……中医学本来就是因人而设、因人而成，从根本上无法离开"人"这个主体，无法完全离开心理。

然而，不管是从生物医学角度，还是从心身医学角度研究中医学，都无法看清中医学的本来面目。困惑间，我遇到了整合心理学、整合医学。

（3）从整合医学角度看中医学让人明朗起来

2020年12月的一天，偶然的机会看到"第二届整合心理学学术研讨会"的通知。多年来，怀着对心身医学、心理学、生物-心理-社会医学模式的兴趣，第一次注意到"整合心理学"。在听完与会专家的讲解之后，一直以来对心身医学、中医学的困惑也有了更好的解答，进一步了解了樊代明、王永炎、肯·威尔伯（Kenneth Earl Wilber Jr）等国内外整合心理学、整合医学领军人的相关理论实践。仿若打开了一扇大门——原来只有从整合的角度才能更真实地认识中医学！

2. 从整合角度看中医学

我们先从整合的角度来看中医学最大的特色——整体观念。

（1）整合给我们学习整体观念带来了新的活力

相较于现代中医学中整体观念，整合医学有着以下三点特色，相当于整体观念的进阶版，能更好地传承、体现中医学思想，更有利于中西医结合。

首先，"整体"是一个名词，相对于整合是较为静态的；"整合"既是名

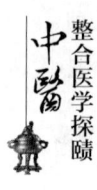

词,亦为动词,作为名词则有着趋向统一的动态隐含意义,作为动词亦隐含着归于统一的静态隐含意义,体现了动静结合。

其次,整合暗含着分化的意思在其中。熟悉中国经典文化的人不难理解"合久必分,分久必合"的道理。中医学古朴、自然,因为"没有经历过分析时代"经常为人诟病重整体而轻局部,重宏观而轻微观,而整合则可以有效地支持我们更好地主动吸收"经历过分析时代"的知识、技术。

再者,整合更有利于初学者知行合一。现代中医整体观念主要指:一是人体是一个有机整体;二是人与自然环境的统一性;三是人与社会环境的统一性。整体观念是中医学的一大特色,对于初学者来说,往往仅停留于理论的层面,很难有效地实践。而整合则不同,这又与第一点紧密联系,整合既是名词,又为动词,更有利于理论与实践的结合。整合则分而不忘合,合而不忘分;知不忘其整合,行亦不忘其整合;不仅促其知,且促其行时不忘"整体与部分"和"分与合"的辩证统一。

(2) 整合有助于中医学的传承与发展

整合有助于解决以下三个问题。一是传承与创新;二是分化与整合;三是中西医结合。

① 传承与创新关系我们的生存与发展

传承直接关系着我们的生存。传承应当是整合性的传承,应该有着深厚的文化底蕴的传承。中医学扎根于深厚的中华文化,才能在几千年来不断护佑着华夏文明的发展。离开了深厚的文化底蕴,则如浮萍、似飘絮。只有不断从中华文化中汲取营养并反哺之,进一步丰富中华文化,才会生生不息。

创新则直接关系着发展。创新亦应当是整合性的创新,创新当有利于整体文化的发展,否则就是自掘坟墓。通过创新,不断从环境吸取营养,并反哺于环境,适应环境变化,形成良性循环,才可以枝繁叶茂,成长为参天大树，同时亦可持续性发展。

传承与创新不能把两者分开或孤立地看，而要整合起来，既有根，又有枝叶，才会相得益彰。整合性传承为创新提供了深厚的根基，整合性创新则使传承的底蕴得以展现。

② 分化与整合的辩证关系

中华文化早在《道德经》时代就已对分化与整合进行了非常精妙的阐述。而对于"分化"更精当的描述其实是"生"，《道德经》第四十二章有言"道生一，一生二，二生三，三生万物"，是较早对分化的形象描述；第三十九章又说"昔之得一者，天得一以清，地得一以宁，神得一以灵，谷得一以盈，万物得一以生，侯王得一以为天下正。"又强调了整合的重要性。

分化与整合存在着对立统一的辩证关系。分化与整合的辩证关系又集中体现在部分与整体的辩证关系中，这在"全子"理论中深有体现。

③ 中西医结合

近百年来，随着西学东渐，中国传统文化受西方文化、科学、医学等各个领域的冲击，中医学亦步履维艰，多次面临被废除的危机。而对中医学的研究也大多是从现代科学角度出发，甚至有一些人提出"去医存药"，我害怕这样的研究使活生生的中医学只剩下一堆骨头，甚至，如德国心理学家伯特·海灵格（Bert Hellinger）说过的一句话"……就好像想抓住一团火一样，如果你非要明确的诠释它，到手的顶多只是一把灰"，甚至最后连灰都不剩。

学者们对中西医汇通、中西医结合乃至中西医融合进行了许多年的探索，然而发现，中医、西医（现代医学）理论基础不同，文化背景不同，治疗目的也有着一定差异。中医、西医虽然有着相同的研究对象，中西医结合却步履维艰。E. F. 舒马赫（E. F. Schumacher）曾说，在低层次的时候，会有很多问题无法解决。但是到了高层次，低层次的问题就迎刃而解了。如果到了高层次还没解决，说明层次还不够高。中西医结合一样，在物质层面无法相容，但是到了更高层面，中医、西医不可相容的问题，可以迎刃而解。

在现代科学的支持下，西医学先天携带着科学的所有优缺点，科学是双刃剑，现代西医学也是，其发展必须由伦理来规范，并且越发展越需要更加严格的伦理来规范，否则可能为人类健康服务，也可能给人类带来极大的灾难，发展水平越高，作用越强，其损坏程度也越大。比如抗生素、基因技术等，都是双刃之剑，需要伦理、道德的规范来指明方向。

中医则完全不同。中医的研究层次本身就比西医复杂许多，完善许多。从不同角度，中医学有着不同的面貌。从生物医学角度看，中医是生物医学，只看到中医学的一角；从心身医学角度看，中医学是心身医学，亦只看到中医学的一面；从整合医学来看，中医学是整合医学，才识中医学更全面的面貌。

3. 本书的整体架构

本书从整合中寻智慧，以智慧力传承、发展中医学，贯彻整合理念于心、行之中，以护佑人类之健康。虽说以管窥豹，但可助我们开辟一条传承发展中医之路，为"百花齐放，百鸟争鸣"之一花、一鸟足矣。

我们将以《易经》、《道德经》等中华经典文化思想为基础，纵贯《黄帝内经》（下文简称《内经》，由《素问》和《灵枢》两部书组成）、《伤寒论》、《金匮要略》、《温热论》等中医经典，横连现代科学、心理学等，探赜中医整合医学。全书分10个部分。第1部分，从整合中寻智慧。从契合之道、存在的层次性等寻求智慧，探索整合之路。第2部分至第6部分，以智慧传承、发展中医学。以智慧之力，探索中医气、阴阳、五行、医易相通、伤寒、温病中整合之真义。第7部分至第10部分，结合现代情绪、心理、习惯等研究，贯彻整合理念于心、行之中。整合之路，从心开始。探索情绪的整合性构建，整合性体验、整合性习惯，并以部分疾病为例，从整合的角度反思其机理及诊治。

目 录

1 从智慧谈整合 1
   1.1 契合之道 1
   1.2 存在的层次性 3
   1.3 更智慧地理解事物 6
   1.4 理解的科学与操纵的科学 7
   1.5 描述性学科与指示性学科 9
   1.6 释整合 13
   1.7 回归传统 22

2 关于"气"的整合性思考 24
   2.1 中国文化中"气"的概述 24
   2.2 整合量子理论从微观上探索中医之"气" 27
   2.3 天人一体话有序 42

3 关于"阴阳"的整合性思考 44
   3.1 一气生阴阳 45

3.2　阴阳相互关系 46
　　3.3　《黄帝内经》三阴三阳理论 48

4　关于"五行"的整合性思考 50
　　4.1　五行之"五"与"二""一" 51
　　4.2　五行的时空观 53
　　4.3　五行生克模式与基因 54

5　关于象思维的整合性思考 56
　　5.1　象思维有助于明理 57
　　5.2　象思维可以用于诊断 65
　　5.3　象思维可以用于治疗 69
　　5.4　通过意象对话诊治疾病 72

6　医易相通话整合 75
　　6.1　中华文化中的整合思想探赜 75
　　6.2　医易相通 87
　　6.3　六经辨证与先天八卦的一体两面 88
　　6.4　关于六经气化理论的整合性思考 90
　　6.5　关于温病学的整合性思考 98
　　6.6　对外感疾病的整合性思考 101
　　6.7　"大一统"符合整合之理 110

7　整合性情绪探索 114
　　7.1　传统情绪观 115
　　7.2　传统情绪观的谬误 116

  7.3 情绪构建 ……………………………………………… *120*

  7.4 整合性情绪探索 ………………………………………… *127*

8 整合式体验 ……………………………………………………… *134*

  8.1 整合式体验之心流 …………………………………… *134*

  8.2 整合式体验之心身合一 ……………………………… *145*

  8.3 心身发展的不同阶段之整合式体验 ………………… *156*

9 整合性习惯的养成 …………………………………………… *159*

  9.1 个人修养之三易 ……………………………………… *160*

  9.2 人际交往之三易 ……………………………………… *162*

  9.3 天人关系之三易 ……………………………………… *165*

  9.4 循序渐进养成整合性习惯 …………………………… *169*

10 整合，从疾病回归健康之路 ……………………………… *171*

  10.1 创伤后应激障碍 ……………………………………… *172*

  10.2 发展性创伤障碍 ……………………………………… *183*

  10.3 解离性（分离性）身份障碍 ………………………… *188*

  10.4 注意缺陷多动障碍 …………………………………… *193*

  10.5 过敏性疾病 …………………………………………… *204*

  结 语 ……………………………………………………… *207*

附录 整合练习举例 ………………………………………………… *208*

  [练习] 五气护身意象 …………………………………………… *208*

  [练习] 意象暗示练习：时光之门 ……………………………… *208*

  [练习] 意象暗示练习：治疗光球 ……………………………… *213*

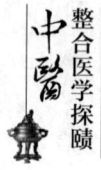

　　［练习］意象暗示练习：排除体内浊气，补充能量 …………… 214

　　［练习］意义换框游戏 ………………………………………… 215

参考文献 ………………………………………………………… 217

跋 ………………………………………………………………… 222

1 从智慧谈整合

1.1 契合之道

> 故从事于道者,同于道;德者,同于德;失者,同于失。同于道者,道亦乐得之;同于德者,德亦乐得之;同于失者,失亦乐得之。
>
> ——《道德经》第二十三章

《吕氏春秋》中有"疑人偷斧"的故事。从前,有个人丢了一把斧子。他怀疑是邻居偷的,就暗暗地注意邻居。他看邻居走路的姿势,像是偷了斧子的样子;他观察邻居的神色,也像是偷了斧子的样子;他听邻居说话的语气,更像是偷了斧子的样子。总之,在他的眼睛里,邻居的一举一动都像是偷过斧子的样子。不久,他在自己家找到了那把斧子。之后,他再看邻居,一举一动丝毫也不像偷过斧子的样子了。这提示我们是如何认识事物的呢?是通过契合。内心世界合乎于外在认识对象,才能产生认识,这就是契合。普罗提诺说:"眼睛若不先变得像太阳,就绝不会看到太阳;灵魂若不先变得美丽,就绝不会看到至高无上的美。"E. F. 舒马赫说,人包含了四大存在层次,

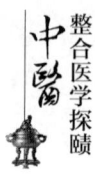

因此人的结构与世界的结构之间，存在着某种程度的相似或同质性。契合于哪个层次才能看到哪个层次的风景，否则可能视而不见。

我们往往觉得只有我们能与之契合的那些事实和现象是存在的。同样的事物，在不同人眼中，从不同角度、不同层次，有着不同的意义。比如盲人摸象，抱住大象腿的人认为大象像柱子，摸到大象耳朵的人认为大象像箕，摸到大象鼻子的人认为大象如杆，摸到大象尾巴的人认为大象如绳。

受勒内·笛卡尔（René Descartes）影响，许多人相信，我们完全是通过以头部为中心的思考得知自身存在的，即我思故我在。而实际上，我们的认知能力有着层次的不同，不仅包括头脑的思考，还包括身体的智能、心灵的智能。我们是从单角度、单层次地去认知事物，还是从多角度、多层次地认知事物，决定着我们的世界观。

契合之道教导我们：限制运用多种识别手段，难免会让现实变得狭隘和贫瘠。只有多角度、多层次地运用多种手段，才会让我们的世界更加宽广而丰富。

信息点拓展 • 关于沟通

我们的生活是靠与其他人的人际关系来建立或毁坏的。人际关系的好坏，完全依赖于我们对其他人的理解能力，以及其他人对我们的理解能力。

沟通暗示着两项转化，也就是从思维到手段和从手段到思维的转化。

第一次转化：说者内在想法外化。不可见的内容可见化。

第二次转化：听者将接收到的信息合而为一，把他们变成思维。

E. F. 舒马赫说，沟通手段不像数学公式那样容易理解，他们必须通过双方的内心加以体验。

我们对其他存在的理解，不会超出对自己理解的限度。一个从未在意识上体验过肉体痛楚的人，是不可能明白他人的痛苦的。

身体是获取认知的一种重要手段。威廉·詹姆斯（William James）称我们感受到的情绪正是对某些身体变化的感受。有时，理解一个人的情绪或感受的唯一方法，就是模仿他的姿态、手势和面部表情。

我们若不爱自己，就不可能爱邻人；我们若不理解自己，就不可能理解邻人。除非以自我认知为基础，否则就不可能认清邻人的内在。

沟通中的两次转化符合契合的道理。如果没有足够契合，就会产生公说公有理，婆说婆有理的局面。

真正成为人的层次，是自我意识、自我控制、自我认知的层次，也是从而真正认识和理解他人的层次。

1.2　存在的层次性

> 故失道而后德，失德而后仁，失仁而后义，失义而后礼。
>
> ——《道德经》第三十八章

人们认识事物有着层次性，早在《道德经》时代就有着道、德、仁、义、礼等多种层次，简单地理解之，道是最整合、最内在的层次，之后的德、仁、义、礼等，则是不断分裂、分化，亦不断地外显化。舒马赫提出四大存在层次，有助于我们更好地理解层次性。

1.2.1　E. F. 舒马赫提出的四大存在层次

活生生的植物与死去的作为无生命物体的植物之间，存在着令人惊异的神秘差别，因死亡而失去的这股能力是什么？我们称之为"生命力"。科学家告诫我们，一定不要说什么"生命力"，因为从未发现有这样存在。但有无生命力的差异是存在的。舒马赫将这种差异称作"x",以此示意某种有待观察研究、暂时无法解释的东西。把无机物层次称为"m",植物层次称作"m+x"。同理,动物层次描述为"m+x+y",y则是典型的、充分发育的动物能够做的而植物完全不具备的能力,是从植物到动物跃迁而来的能力。人的层次描述为"m+x+y+z",z是比意识层次更高的能力,舒马赫称之为"自我意识"。

x、y、z 都会减弱、消亡,我们还可以故意破坏它们。但我们无法把生命赋予无生命的物质,把意识赋予生物,把自我意识的能力赋予有意识的生物。我们在某种意义上能够理解我们能做到的事;对我们根本做不到的事,我们则无法从科学的意义上理解。

现代科学处理的是最低的层次——"无机物"。所有生命都有形式,都有自己完整的形式,并不符合物理或化学的图式。

肉体的五种感官让我们能够与最低等的无生命物质相契合,肉体的感官是相对被动的。这一层次感官的典型例子是"盲人摸象"。而下一层次就需要"智能感官",舒马赫说,智能感官是运转着的心灵,其敏锐程度与范围,就是心灵本身的属性。贝多芬在耳聋的情况下,音乐才能与我们仍有着天壤之别,而这一差别并不在于听觉,而在于心智。有人不能理解并欣赏某一音乐作品,并不是因为他们耳聋,而是因为他们缺乏心灵的契合。有人说,学中医需要悟性,其实就是这一层次的智力。而学习西医需要记性,其实指的就是第一层次的感官。

舒马赫提出当代"生命科学"的特异之处在于,很少研究生命本身——要素x,而是将无限的精力投入对生命载体的物理-化学研究和分析中。

物质(m)、生命(x)、意识(y)、自我意识(z)这四种要素存在本体论上的差异,即本质区别,它们无法等量奇观,具有不连续性。其中只有第一种，是我们可以运用五官直接进行客观、科学的观察的。对于另外三种，我们知道得也不少，因为我们每个人都能从我们的内在体验中检验它们的存在。

我们审视四大存在层次时，重点探讨的生命、意识、自我意识这些能力，全都是不可见的、内在的，也无法量化，它们没有颜色、声音、味道、气味，也没有体积或重量。

1.2.2　两个基本存在层次

层次其实不止四层，更加全面的层次我们后面会有介绍。舒马赫提出的四大存在层次是一种比较方便的理解，更方便的理解是两大层次：外在及内在。外部世界看得到；内心空间是我们感官完全无法感受到的，正如末端等级（无机物的层次）是完全可见的一样。舒马赫总结四大存在层次：无生命物质没有"内在世界"，它全然被动。植物的内在"世界"局限在它的生物需求范围内。高等动物的内在"世界"比植物更广阔、更丰饶，但也主要由其生物需求决定。人的内在世界之广阔与丰饶无与伦比，传统哲学认为，人能容得下整个宇宙。人能够真正掌握什么，取决于每个人自己的存在层次。

自我意识，自我反思，使得人成为人，并让人能够有机会超越自身。舒马赫说，内在对应着更高，外在对应着更低。感官是人最外在的手段，当遇上"视而不见，听而不闻"时，问题并非出在感官上，而是内在的部分。深受现代机械唯物主义影响的人，对这番话是无法理解的。他们坚持认为，只能通过大脑来发现真理，而不是通过心。对于他们来说，"用心理解"毫无意义。站在他们的角度来看，非常正确，因为大脑依靠肉体感官提供的资料，有充分的能力研究无生命物质，研究四大存在层次中最低的一级。对于机械唯物主义者，生命、意识、自我意识只是无生命微粒的复杂排列的表现形式而已。对于他们来说，更高层次的现实根本就不存在。

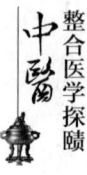

1.3　更智慧地理解事物

> 若此之使治国家，则此使不智慧者治国家也，国家之乱，既可得而知已。
>
> ——《墨子·尚贤（中）》

我们知道了存在的层次性，就可以更智慧、更全面地、更整合地看待万事万物。《庄子·外篇·秋水》："井蛙不可语于海者，拘于虚也；夏虫不可语于冰者，笃于时也；曲士不可语于道者，束于教也"。井蛙、夏虫、曲士，因拘于虚、笃于时、束于教，不能更全面、更整合、更智慧地看待事物，而囿于限制性的观点。我们倘若能不拘、不笃、不束，则认识事物时带有了智慧之光。

关于智慧的说法，有的认为是聪明才智，有的认为是分析、判断、思考的能力，也有的认为是把握真理的能力。而智慧的方式，往往离不开整合。我们只有整合了内在与外在、主观与客观，以及存在的各个层次，才可以随心所欲地游弋于各个层次。达到"七十而从心所欲不逾矩"（《论语·为政篇第二》）的境界。从这可以看出，智慧需要知识经验的积累。

智慧不仅需要知识经验的积累，以及破除限制性的观点，同时还需要更加整合的角度，古有"小知不及大知，小年不及大年"（《庄子·逍遥游》）之说。朝菌朝生而暮死，不知有年月；寒蝉春生而夏死，不知有春秋，这是小年。有一种叫冥灵的树木，以五百年为春，五百年为秋；上古有大椿神树，以八千年为春，八千年为秋，这是大年。大年与小年的境界明显不同，在古代也代表着智慧。

只要我们能内心安静平和，而又遥遥，知晓大年、小年，知道存在的不同层次，能不拘、不笃、不束，则能更智慧地认识、理解事物。

1.4 理解的科学与操纵的科学

> 知不知，尚矣；不知知，病也。夫唯病病，是以不病。圣人不病，以其病病，是以不病。
>
> ——《道德经》第七十一章

现在，许多人认为，只有能经受公众不断检验或可证伪的知识，才能称得上"科学的""客观的"，其他都被斥为"不科学的"和"主观的"。舒马赫认为，所有知识都是主观的，原因在于知识只能存在于人的头脑里，而无法存在于别的地方。将知识区分为科学的、不科学的，这一做法很不严谨。

1.4.1 "操纵的科学"研究的是最外在的层次

理解的科学或智慧从西方文化中逐渐消失，"操纵的知识"日积月累，人们已经变得太过聪明而没有智慧，舒马赫认为，"操纵的科学"强力发展至少带来三种十分严重的后果：一是不论人们的水平有多么提高，或者延长生命的健康服务有多么成功，人们都会渐渐失去健康和幸福，人不能仅仅只靠面包活着；二是将科学的努力系统化地局限于世界最外在、最物质化的层面，导致整个世界如此空虚，没有意义，沉入完全分裂的世界；三是人们不再整合，不再会使用更高等的能力，无法传承、创造智慧的知识，以至于他们变得萎缩，或者干脆消失了，这不正是中医学及其他传统文化面临的问题吗？需要由社会或个人来解决的所有问题，最终都变得无法解决。人们愈发疯狂地努力工作，但没有解决或看似无法解决的问题越来越多。财富也许不断增长，而人们的精神质量却愈发下降了。

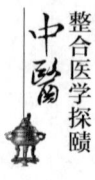

操纵的科学是竭力排除主观性，获得客观性。结果未能获得将客体视为一个整体的认识，只获得了最低等、最肤浅的片面的认识。通过这种方法获得的世界图景，是令人反感的一片荒芜。建立量化数学模型的代价，就是牺牲了质的因素，可是质恰恰是最重要的。

1.4.2 "理解的科学"带领我们走向内在

理解的科学常常被称作智慧。智慧的目标能通过浅显易懂的说理，让人不做任何恶行。而操纵的科学常常处于为贪心所俘获的危险境地，因为它只注重实利。

舒马赫说，古老的科学，即智慧或理解的科学，是整合的科学，首先趋向于至高无上的善，或真善美，这种学问能够带来幸福。伴随工业革命发展起来的新科学即操纵的科学，是分裂的科学，主要趋向于物质实利，而这一倾向竟然发展到如此地步：政治和经济力量的提高，被人们广泛当作第一要务，也成为科研经费的主要支出理由。古老的科学，即理解的科学，如中国古代科学、中医学将大自然看成是人类之母；而新科学，即操纵的科学，倾向于将它视为有待征服的对手或有待开采的矿场。

舒马赫说，任何可预测的事物，都有着固定的本质，而存在的层次越高，内在体验或者说内在生命越重要，其本质的固定性越弱，弹性越大。作为物理-化学系统，人们在很大程度上是可以预测的；作为活生生的躯体，可预测性就降低了一些；作为有意识的存在，可预测性就更加少了；作为有自我意识能力的人，则几乎是不可预测的。

信息点拓展 · 艺术是感知真实的媒介

通过将艺术与人联系起来，我们能获得可靠的方向感。某种程度上，可以说人就是由感受、思维、意愿组成的。真正的艺术是人的寻常品性和更高潜能之间的媒介。艺术的真正作用是"使我心中生出攀登的愿望",让我们"恢复原意"、不忘初心,这是我们真正的愿望。伟大的文学作品所涉及的,就是发散性问题。

"内心世界"作为认知领域是自由的世界,外部世界则是必然性的世界。我们所有重大的人生问题,都介于自由和必然性之间。它们是不可解决的发散性问题。我们想要解决问题的焦虑,源于我们完全缺乏自知,由此形成了存在的痛苦。想要解决问题的焦虑促使人们完全专注于通过智力努力研究汇聚性问题,走向了无生气的世界。托马斯·阿奎那(Thomas Aquinas)说"从最崇高的事物中可能获取的最微妙的知识,也比从低微的事物中获取的最确凿的知识更可取。"

尽管逻辑思维厌恶发散性问题,试图逃离它们,但人们的高超能力却能接受生活的挑战,只有在事情最为矛盾、荒唐、困难和令人沮丧时,生活才是合乎情理的。生活作为一种机制,刺激着几乎是逼迫我们向更高的存在层次发展。

没有宗教的生活是有可能的,然而没有信仰的生活是不可能的。没有了信仰,也就没有了更高层次的全面联系,没有了面向更高层次的发展,没有了那份欣悦和痛苦、感受和满足、精巧或朴拙。

1.5 描述性学科与指示性学科

> 天之道,不争而善胜,不言而善应,不召而自来。
> 繟然而善谋。天网恢恢,疏而不失。
> ——《道德经》第七十三章

舒马赫认为,人们认识世界的学科大致可以划分为两类:描述性学科和指示性学科。描述性学科和指示性学科之间的区别，类似于理解的科学与操纵的科学之间的区别。

只有在不伤害研究对象的前提下，实验才是有效、正当的研究方法。无生命物质不会受到伤害，它只会被转化。当生命、意识、自我意识这三种内部固有的自由要素被假定为不存在时，他们很容易受到伤害，损害在所难免。

1.5.1 追求量化的指示性学科

物理学、化学、天文学被认为是最成熟的学科，也是最成功的学科。生命科学、社会科学和所谓的人文学科，被认为成熟度不高，因为他们被无穷大的不确定性所包围。舒马赫说，研究对象越是成熟，对他进行研究的学科就越不成熟。

几何学、物理学，是完美的指示性学科，刻板的逻辑和数学在其中扮演着最重要的角色。植物学、动物学、地理学、历史学等为描述性学科。描述性学科首要考虑的是整体的真实，而指示性学科首要考虑的是有操纵利用价值的部分。指示越是严格地排除所有非必要因素，就越有成效。"奥卡姆剃刀（Occam's Razor）"原理就是从获取结果的角度出发，剔除一切多余的内容。指示要想取得成效，就要做到精确、清楚、不容置疑、不容辩驳。理想情况下，指示性学科是彻底量化的。指示性学科只跟自然界了无生气的一面打交道。数学与生命毕竟相隔甚远。物理等指示性学科将自身局限于现实中了无生气的一面，如果学科的目标旨在取得可以预测的成果，就非此不可。生命、意识、自我意识，是不能用指令来安排的。舒马赫说，19世纪物理学告诉我们，生命是宇宙的一场意外，没有意义或目的。

尽管指示性学科与指引人生无关，但它们却通过它们创造的技术，塑造着我们的生活。至于所取得的种种结果是好是坏，就不在它们的考虑范围之内了。可以说这些学科在伦理上是中立的。指示性科学的危机，并非危言耸听。指示性科学并不考虑全部真理，只关注能够获得成果的那些部分或方面，如果科学今后仍将是超出人力掌控的世界主宰力量，人们会有抵制和反感的反应，但不排除会有反应过激的可能。

1.5.2　与生命紧密相关的描述性科学

描述性科学会有分类、观察到的规律性、推测、可信度各不相同的种种原理，但永远都无法验证。科学验证只能存在于指示性学科里。

指示性科学是实用主义所属的领域。物理学和相关指示性学科涉及的是无生命物质。在这个层次，很难在"我们能够认识的"和"实际存在的"之间，亦即认识论和本体论之间分出差别来。

有物理学家说"在我们的实验中，我们迟早会遇到我们自己"，他只是在陈述显而易见的事情，意思是实验的结果即便不是完全取决于，也在很大程度上取决于物理学家通过实验安排提出的问题。

认识论和本体论之间的区别，或者说"我们能够认识的"和"实际存在的"之间的区别，只有在我们循着存在之链向上走的时候，才会变得明显。舒马赫说，我们可以认识到生命这一事实，并断定：所有有生命的事物都存在着一种固有的要素——难以捉摸、无比珍贵、无法衡量，就是它激活了生命。"活力"这一常识性观点得不到指示性科学的承认。科学哲学家欧内斯特·内格尔（Ernest Nagel）1951年通过断言活力论是个已经终结的问题，敲响了"活力论的丧钟"。反对活力论的观点从来没有考虑活力论的真实与否，而是考虑了活力论的难以捉摸、无法衡量和毫无建树。

描述性学科的任务是描述。从事这些学科的学者明白，世界充满了令人惊奇的事物，它们让人的设计、理论和其他产物相形见绌，这让许多人有了一种科学的谦卑态度。描述性科学中的理论无法以"科学验证"的方式证明

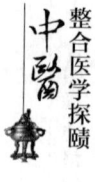

真伪。描述性科学中,一种理论越是容易理解,对于这种理论的接受,就越是一种"相信"。描述性科学的真伪并不是以科学检验为基础而是以正确的判断为基础,人类的这种思维能力超越了单纯的逻辑,正如计算机编程人员的思考超越了计算机的思考一样。

舒马赫说,进化论单用自然选择和适者生存来解释一切,是19世纪唯物论的功利主义最为极端的产物。描述性科学一旦耽于容易理解,却无法通过实验证实和证伪的解释性理论,就会变得反科学和不合理。这样的理论并非"科学",而是"信念"。不可能仅仅从对世界外在的研究中,发现正确的信念。对这一领域的研究,给出的没有别的,只有对外表的观察而已。研究发现人体的分子和细胞持续不断地更新,比如,人体的所有蛋白质每6个月"翻新"一次,在某些器官,如肝脏,蛋白质更新更为频繁。

信息点拓展 汇聚性问题与发散性问题

汇聚性问题:其解决方案倾向于融合交汇,变得更加精确,可以得出最终结论,可以用操作指南的方式写下来。其解决方案不需要任何高级能力。汇聚性问题涉及的是这个世界无生命的一面,操纵活动可以畅行无阻。汇聚性问题不涉及生命、意识、自我意识的所有问题,是物理、化学、天文学领域、几何、数学等抽象科目或棋类游戏等领域内的问题。

发散性问题:在处理更高存在层次的问题时,我们可以期待的是发散性,因为不论其程度有多低,自由和内在体验的要素都出现了。我们会看到一对对的矛盾普遍存在,这正是生命的标志:成长与衰老、自由与秩序、生与死……在有生命、意识、自我意识的情况下,都会相遇。

汇聚性问题,解决一个,等于消灭一个。发散性问题不能被消灭,但可以被超越。一对矛盾,比如自由和秩序,在日常生活中的层次是对立的,但在更高的层次,真正的人的层次,就不再是对立的了,因为此时自我意识会发挥出恰当的作用。当"更崇高的力量"介入时,矛盾就被超越了,这不是能用逻辑术语讨论的问题,只能由一个人的切身体验来经历。

在每个地方,社会的健康都取决于同时采取矛盾的活动,追求矛盾的目标。采用最终解决的方式,意味着对人性签发了死刑判决,要么意味着残酷,要么意味着灭亡,或者两者兼有。发散性问题让逻辑思维感到不快,逻辑思维希望倒向矛盾的一侧,以此来消除紧张关系。但这些问题挑衅、刺激并打磨着人的高等能力,没有了这些能力,人不过只是一个机灵的动物而已。

舒马赫说,人生就是一连串不可避免会遇到的,并且必须以某种方式来解决的发散性问题。只靠逻辑和推论的理性很难驾驭它们。可以说,这些问题充当了一种器具,用以培养完整的人,这意味着它们发展的是人超越逻辑的能力。

1.6 释整合

> 昔之得一者,天得一以清,地得一以宁,神得一以灵,谷得一以盈,万物得一以生,侯王得一以为天下正。
>
> ——《道德经》第三十九章
>
> 道生一,一生二,二生三,三生万物。万物负阴而抱阳,冲气以为和。
>
> ——《道德经》第四十二章

什么是整合?

整合理念可以从以下三个方面帮助我们建立一个从点到面到立体的全景图,更全面地认识健康、疾病,以更好地为人类健康服务:全子、部分、整体的辩证；整合之道，全象限全层次（all quadrants all levels，AQAL）；平衡之道。

1.6.1 全子，部分、整体的辩证

肯·威尔伯提出了"二十条全子原则（twenty holonic tencts）"，全子（holon）指整体-部分（whole-part），全子术语概括了人们对于事物存在方式的范畴化：事物总是以"整体-部分"的方式存在，它既是整体同时又是部分，即一个事物既是一个由部分构成的自身完整的整体，同时又是一个更大整体的部分。涵盖了物质、身体、心智等多个层面，为我们理解一个演化的自然提供了一个更为现实、一致和宽广的观念框架。这完全符合辩证唯物主义普遍联系的观点。同时与中医学整体观念具有一定共通性。早在《内经》成书时代，就有"阴阳者，数之可十，推之可百，数之可千，推之可万，万之大不可胜数，然其要一也"（《素问·阴阳离合论篇第六》）。阴阳之中复有阴阳，比如：六经辨证中，总体来说有阳经之病，亦有阴经之病；阳经又有太阳经、阳明经、少阳经之分；阴经又有太阴经、少阴经、厥阴经之分；太阳经之病又有太阳中风、太阳伤寒，阳明之病也有经证、腑证之分……阴阳具有无限可分性。而五行之中复有五行，比如：《灵枢·阴阳二十五人第六十四》曾言"先立五形金木水火土，别其五色，异其五形之人，而二十五人具矣"。先按每个人不同特点区别为金、木、水、火、土五种体质之人，而后又可以按其形态特征、血气盛衰进一步分为二十五种体质。总之，阴阳五行具有无限可分性。结合"整体-部分"观点理解，则会形成一个更加生动广阔的全景图。

整体-部分观点对于研究人体生理病理具有重要意义。生理情况下，从原子、分子、细胞、组织、器官、人体……由低层面不断向高层面发展，更高层面超越并包含了更低层面。举例来说，分子由原子构成，分子自身具有一

定的整体性，同时分工合作，又同其他分子一起构成细胞，是细胞的一部分；细胞同样由许多分子、原子等构成，细胞自身具有一定的整体性，同时分工合作，与其他细胞、分子等一起构成组织，是组织的一部分。这样，每个组分既是整体，又是部分，保持一定的双重性、平衡性，才能发挥正常的生理功能。而如果这种平衡性受到破坏，比如，只强调自身整体性，不能为更大的整体服务，则可能对更大的整体造成一定破坏，到一定程度，就会形成疾病；同样，如果只强调在更大整体中的部分性，而忽视了自身的完整性、整体性，自身利益就会受到损害，损害到一定程度，不仅自身难保，同时对整体也会造成影响，从而形成疾病。

整体-部分观点对于研究治疗方法亦有着重要意义。首先，根据整体、部分的不同病理进行调整，谨守中医"虚则补之，实则泻之"之道。举例来说，如果是自身为整体付出太多或本身部分性不足，就要适当调动整体的力量，补其不足；如果自身为整体性付出太少或本身部分性有余，就要适当改善其与整体流通，泻其有余。其次，对于治疗方法的分层亦有着重要意义。比如，放射疗法的治疗层面就比较低，基本为原子层面；化学疗法则基本属分子层面；粪便移植等微生物疗法，基本属细胞层面；器官移植则基本属于器官层面。这样对于我们在疾病治疗中抓住主要矛盾有着重要指导意义。因为按照整体-部分观点来说，低层面的变化一定会影响到更高层面，而高层面的变化对更低层面影响很小。比如，假设宇宙中所有分子都受到破坏，那么所有比分子更高的组织层次，包括细胞、生物有机体等都将遭到破坏，但所有比分子更低的层次，如原子、夸克等都不会遭到破坏。

1.6.2　整合之道，全象限全层次

整合之道，是全象限全层次的整合。全象限全层次实际上包含了全象限、全层次、全路线、全状态、全类型五个方面。是"真、善、美"的整合；是

东西方文化的整合，是中医与西医的完美整合。

1.6.2.1 整合之道之全象限

随着西方工业革命的兴起，科学席卷了人类世界，人类知识体系分科日细，人类社会进入了现代化，创造了巨大的物质财富，造福了人类。随着自我、文化、自然三大体系的分化，到18世纪末，西方科学的飞快发展导致整个系统的不平衡，三大体系崩溃为一大世界：只有科学、经验主义的科学才是终极真实，科学成了唯科学主义，现代性宣判了任何形式的神的死亡，只有自然存活。肯·威尔伯提出了四象限理论，指出科学在整个人类认知体系中，仅仅只占一部分。每一个整体/部分都包含四个象限，每个象限有着不同的内容、不同的语言。只有从四个象限（可以简化为它、我、我们三大领域）不同角度认识，才能真正全面地认识，才能得到人体健康较全面的全景图（如图1），才是整合之道。

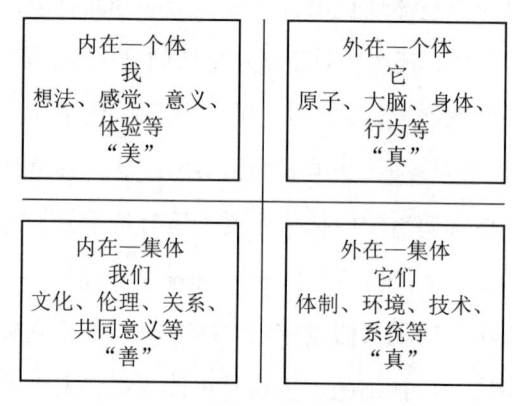

图1 四象限图

四个象限同时存在，称"四元共生"。左侧象限是从主观角度体验，体现了其作为可体验的内在世界的深度或觉悟程度；右侧象限则从客观角度看，反映其作为可观测的外在世界的复杂程度。四维度同时发展，比如，内在意识的提高同时也会伴随着外在复杂程度的增加；而外在复杂程度的增加也往往伴随着内在更高的意识程度。举例来说，人的右上象限复杂的大脑皮层，对应于左上象限较高的智力水平，同时又与左下象限繁荣的人类文化及右下象限文明的发展相对应；相对于两栖类动物来说，就没有人类那么复杂的大脑皮层、智力水平及文化、文明。四象限深深相融，相互作用。任何象限的滞后都会阻止或延缓其他象限的发展，整体发展必须在四象限同时进行。

通过四象限、三大领域全景图，我们也更容易、更清晰地理解王永炎院士提出的"整合医学"理念，王永炎院士主张组织多学科团队研究探讨整合医学，"其理由主要有三：首先是整体论与还原论的整合……其二是系统研究与描述性研究的整合……其三是生物科学与人文哲学的整合，这是高概念时代对医学的要求……"。细分析之，①"整体论与还原论的整合"在四象限图中基本属于右上象限与右下象限的整合。因还原论基本属于右上象限，主要是对客体的科学研究；整体论则基本属于右下象限，主要是对客体们的科学、系统研究。②"系统研究与描述性研究"亦基本属于右下象限与右上象限的整合。因目前系统研究基本属于右下象限，主要是对客体们的科学、系统研究；描述性研究亦属于右上象限，主要是对客体的描述性研究。③"生物科学与人文哲学"则基本属于右侧象限与左侧象限的整合。生物科学基本属右侧象限，是对生物客体的科学研究；人文哲学则基本属左侧象限，是对人类自身这一主体及主体间关系的研究。

整合之道，是"真、善、美"的整合。随着社会发展，临床中，人们越来越强调"真、善、美"。其中，"真"主要指的是符合科学，现代科学主要研究的内容是客观的，属于"它"象限，用客观的语言；"它们"象限主要指客体关系的学问，包括系统论等诸多知识体系，也可概括到"真"之中。科学的世界，是无法理解"善""美""爱"的，科学无法真正解释爱。所以根植于现代科学的西方医学必须要有发达的心理学、强大的伦理体系来制衡或者

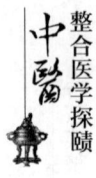

辅助才能更好地为人类服务，否则就可能会走上反人类，乃至法西斯之路。中医学的理论自带"善""美""爱"，比如，中医学重要典籍《备急千金要方·卷一·大医精诚第一》就明指出了医者的基本修养"大医治病，必当安神定志，无欲无求，先发大慈恻隐之心，誓愿普救含灵之苦"。"善"主要指的是主体间关系，主要为文化、道德领域，属于"我们"象限。"美"主要指主体体验，主要是情绪、情感、心理的内容，属于"我"象限。"善""美"都属于左侧象限的内容。

1.6.2.2 整合之道之全层次

全层次指的是每个象限都有着不同的内容，不同的层次，不同的整体/部分构成。关于层次有许多观点，舒马赫认为是四大存在层次，也有人认为是三个层次，普罗提诺（Plotinos）和奥罗宾多（Aurobindo）发现了12个有用的意识层次，肯·威尔伯则认为基本层次是基本的子整体，而每个子整体都被包含于更大的子整体中，子整体自身就存在于嵌套型层次结构中。比如，原子、分子、细胞、有机体、生态系统……每一个更高层次都超越并包含了更低的层次。分子超越并包含了原子，细胞超越并包含了分子，有机体超越并包含了细胞……

1.6.2.3 整合之道之全路线

前面说了全象限、全层次，那么，意识是否同时在所有领域全面发展呢？这就涉及发展路线问题。AQAL将不同路线比喻为通向山顶的多条道路，条条大路通罗马。中医学中不同的辨证路线其实也符合整合之道之全路线之道。比如，外感伤寒之六经辨证、温病之卫气营血辨证、三焦辨证，就是不同的路线。而恢复正气，驱邪外出是其治疗之总的原则。

1.6.2.4 整合之道之全状态

状态是暂时和变化的，整合之道的意识的自然状态一般可以分为清醒、做梦、深度睡眠三种状态。清醒状态是日常自我意识的大本营；做梦状态是完全由心灵创造出来的世界；深度睡眠状态则是完全无相的世界。正常情况下，三种状态有序转换，都是每个人所必需的。病理状态下，三种状态转换失序，就会有失眠、嗜睡、癔症等病变出现。治疗就可以选用中医中药、精神分析之梦的解析、意象疗法等。

1.6.2.5　整合之道之全类型

层次代表纵向差异，类型则代表横向水平的差异。关于类型的例子有很多，比较有代表性的是男女性差异、性格类型差异等。男性化取向更强调权利和公正；女性化取向更重视责任和关怀。迈尔斯·布里格斯（Miles Briggs）性格类型在卡尔·古斯塔夫·荣格（Carl Gustav Jung）研究工作的基础上区分了四对性格类型：内向-外向、感觉-直觉、理性-情感、判断-理解。认识到自己的类型以后，我们就不再受其限制，可以按自己的意愿更具创造性地利用它。

1.6.2.6　整合之道，是中医与西医的完美整合

整合之道，是中医与西医的完美整合。整合之道，是东西方文化的整合。中医根于东方华夏文化，其中有许多主观知识、隐性知识，需要内省、直觉、洞察，还有一些"只可意会，难于言传"，部分属于右侧象限的语言，部分属于左侧象限的内容。有些内容则是根源于左侧象限而又展现于右侧象限。比如，中药的"四气五味"，根源于医者的口尝身受，而又进一步观察、归纳、整理而成。西医则根于现代西方科学发展，重视客观，属于右侧象限的内容。

左侧和右侧象限的语言不同，外在事物可通过观察、测量来了解；内在的思维则不能，需要靠内省和诠释来洞察。右侧象限是客观的，是独白式的语言；左侧象限是主观的，只有用对话式的语言才行。只有结合左、右象限不同语言，不同角度观察、研究，才能得出更可靠的知识，从而做出更有利于人类健康的判断及措施。

1.6.3 平衡之道

全象限、全层次平衡发展非常重要。我们以"真、善、美"为例,科学之求真,主体间伦理道德之善,艺术、人性之美,对于人类发展都非常重要,缺一不可。一个极端的例子就是二战期间德、日法西斯以当时较高度发展的科技但极低水平的伦理道德,对主体间关系、人性等的漠视、践踏而为祸世界。因此,"真、善、美"全象限、全层次平衡发展对于个人、全体人类都是非常重要的。中医学早在《素问·生气通天论篇第三》就曾有言:"阴平阳秘,精神乃治,阴阳离决,精气乃绝。"阴阳之间的平衡对于人体非常之重要,一旦平衡被打破,就会形成疾病,《素问·调经论篇第六十二》有说:"阳虚则外寒,阴虚则内热;阳盛则外热,阴盛则内寒。"而多元化与统一性的平衡对于中西医发展、人类健康事业尤为重要。

《道德经》第四十二章有言:"道生一,一生二,二生三,三生万物",其实就是对多元化较早的形象描述;第三十九章又说:"昔之得一者,天得一以清,地得一以宁,神得一以灵,谷得一以盈,万物得一以生,侯王得一以为天下正。"又强调了统一性。整合之道认为,这是对表层及深层的高度概括。肯·威尔伯认为,四象限中,右侧象限研究的是事物的外在,即使研究再"深入"、再丰富、表现多样,从原子论、粗糙还原论,到分子生物学、基因工程,到系统理论等,都是表层的科学,称为平地科学。深度是内在的维度,只有通过左侧象限,全象限、全层次发展,进而整合,才能达到如同《道德经》所说的"得一"。

信息点拓展 • 中医与伦理

随着医学科学的发展,人们发现医学科学是一把双刃剑,越是强大的医学技术,越需要强大的伦理来规范之,否则,不但不能造福人类,还有可能为祸世间。于是以伦理来规范中医的呼声也越来越强。细究之，伦理规范属于物质层面，是比较低级的层面。而爱属于意识、自我层面，中医学自带爱心。以伦理来规范爱，就像以儿童的视角来规范成人，欠成熟了。当然，医学的初级规范有赖于伦理，但发展至高级阶段，就需要以爱、以道来行医了。《廖志祥〈道德经〉课程实录》中说道："心就是爱，心就是太阳""爱是流动的"，确实道出了中华传统文化之爱，中医之爱，使人更加明白了传统中医学以心为"君主之官，神明出焉""五脏六腑之大主也，精神之所舍也"。

全身各系统、器官、组织、细胞的物理层面的新陈代谢、流动，都离不开心脏的运动。从这个角度出发，心对于全身来说，就是太阳，就是爱之源。然而从现代科学出发，有学者提出"脑主神明"，比传统的"心主神明"却是弱了许多层次。脑中世界是很大，但是，只不过是投射出来的一个世界，是充满逻辑的世界，是线性的世界，比心之真实世界却弱了许多，虚了许多。脑中之爱，有着多少钱、多少东西等物化方面的量化、比较，却并不是真正的爱。真爱在心，不在脑。

没有爱，人间是不可想象的。没有爱，医疗是不可想象的。爱是无法用科学真正解释的，也是无法用科学来衡量的。科学的世界，是没有爱的，科学无法真正解释爱。根植于现代科学的西方医学必须要有发达的心理学、强大的伦理体系来制衡或者辅助才能更好地为人类服务，否则就可能走上反人类，乃至法西斯之路。

学问有许多层次。《庄子》就提到了"存而不论……论而不议……议而不辩"三个层次，而多层次是同时存在的，看我们认同的是哪个层次，与契合的道理完全一致。爱是根植于道的层次，怎么会是"同于失"层次的科学理解得了的呢？"失"这个层次的学问讲的是分裂、分类、比较，对非生物的研究很有用，但是遇到人、意识、爱，这些就难以理解了。中医学则不同，对于业医者有着层次及水平上的区别，同于道者层次的，相当于上工；同于德者层次的，相当于中工；同于失层次的，相当于下工。早在《内经》就曾提出"上工救其萌芽……下工救其已成，救其已败。(《素问·八正神明论篇第二十六》)"中医学的理论自带爱心，中华传统文化中的智慧自带爱心，只有根植于《易经》、《道德经》等中华文化经典中的智慧的"上工"，才能真正理解中医的智慧、爱心，从而构建整合的中医学。

1.7　回归传统

　　　　反者，道之动；弱者，道之用。天下万物生于有，有生于无。

　　　　　　　　　　　　　　——《道德经》第四十章

　　人类文明发展以来，建立了许多知识文化体系，而每一个知识文化体系，都可以看作一张张地图，指引着我们认识这个世界。舒马赫尝试将世界作为一个整体来看待，其方法之一，就是借助地图，标明最突出的、对指明方位最为重要的、醒目的地标。并指出，地图或旅行指南不是地理学的全部，只是一个开端。

　　舒马赫曾说，学校教给我们的是一张思维地图，以现代科学观绘制的地图，让所有至关重要的问题悬而未决，甚至，连可能获取答案的途径都不肯标明。

　　舒马赫抨击了笛卡尔将兴趣局限于精确、确定无疑的知识和观念里，将物质世界机械化，曲解了物质世界，消灭了让事物象征精神的一切。

　　传统智慧总是把世界呈现为一个三维结构，在这个结构中，时时处处区分事物的层次。笛卡尔的"数学主义"及物理学都不能接受"高""低"这样定性的概念，因此纵向维度从现代科学的地图上消失了。纵向维度的消失，不管是更加个人主义,还是更加社会化,都把我们带向了功利主义的深渊。而传统智慧则认为:人的幸福是往高处走,发展自己的最高能力,获得与更高甚至最高等的事物有关的知识。如果一个人往低处走,只发展自己与动物都具备的低等能力,那就会非常不幸,乃至绝望。

回归传统才是正途。中医学传承东方中华文化,返璞归真,医易相通,既见局部又考虑整体,全面体现了整合的立体思维。我们下一章从"气"的整合性思考启程。

信息点拓展 愈整合的地图才愈接近真实世界

地图一般描绘了真实世界的部分信息,是我们认识真实世界的重要指引。如各种知识、文化体系都可以看作一幅幅地图,只不过有的粗糙一些,有的精细一些。我们去往一个地方,总是要依着地图而行,或者依照我们心中的地图(有的学者称之为"认知图式")而去。否则,没有地图,我们只能如无头苍蝇般到处乱窜,说明了地图的重要性。而去往一个陌生的地方,有时即使有着地图,也难以寻其门径。

有的人囿于地图而忽略了真实的世界。米尔顿·艾瑞克森(Milton Erickson)说"世界不是地图",只有身临其境地感受,循着真实的道路,才能真正认识真实世界。

只有将地图置于合适的位置,用地图来帮助我们认识世界,而不是束缚我们;用地图来延长我们的感觉,而不是取代我们的感觉;用地图来指引我们认识世界,而不是以偏概全。这样,地图才会起到应有的作用。

2 关于"气"的整合性思考

> 天地之间，动静云为者，无非气也；人身之内，转运升降者，亦气也。
>
> ——《先醒斋医学广笔记·泄泻》

《黄帝内经》中有关气的记载非常丰富，据统计，162篇中"气"字出现了3 005次，几乎每一篇都涉及气字。

《黄帝内经》继承和发展了先秦关于气的理论思想，不仅用气来解释天、地、人的构成和运动变化，更重要的是通过气的生成、运行、变化以阐释人体的生理、病理，以及对疾病的诊断、治疗和养生等，形成了以"气"概念为核心的理论体系。先秦气论思想促进了《黄帝内经》理论的建构，而《黄帝内经》气论思想又极大地丰富了中国传统气论哲学。

2.1 中国文化中"气"的概述

那么，气指的是什么呢？

《庄子·知北游》曰："人之生，气之聚。聚则为生，散则为死……故曰通天下一气耳。"这是最早的气一元论。《荀子·王制》曰："水火有气而无生，草木有生而无知，禽兽有知而无义。人有气有生有知亦且有义，故最为天下贵也。"

气尚可泛指一切可感知的现象或状态。张载《正蒙·乾称》说："凡可状皆有也，凡有皆象也，凡象皆气也。"

2.1.1 气的分类

关于气的分类，无外乎两种：天地之气与人体之气。此为天人相应理论构建了坚实的基础。

2.1.1.1 天地之气

天地之气，是存在于天地自然中的气，也称"天地自然四时之气"。天地之气通过季节变迁显示为春之气、夏之气、秋之气、冬之气等，在人体可表现为生长化收藏，可应于经脉、孙络、肌肉、皮肤、骨髓等人体的不同部位。如下文所示。

《素问·至真要大论》曰："天地合气，六节分而万物化生矣。"

《素问·四气调神大论》："……春气之应，养生之道也……夏气之应，养长之道也……秋气之应，养收之道也……冬气之应，养藏之道也……逆春气，则少阳不生，肝气内变；逆夏气，则太阳不长，心气内洞；逆秋气，则太阴不收，肺气焦满；逆冬气，则少阴不藏，肾气独沉。夫四时阴阳者，万物之根本也。所以圣人春夏养阳，秋冬养阴，以从其根，故与万物沉浮于生长之门。逆其根，则伐其本，坏其真矣。"

《素问·四时刺逆从论》："春气在经脉，夏气在孙络，长夏气在肌肉，秋气在皮肤，冬气在骨髓中。"

《灵枢·顺气一日分为四时》："夫四时之气，各不同形，百病之起，皆有所生，灸刺之道，何者为定？岐伯答曰：四时之气，各有所在，灸刺之道，得气穴为定。故春取经、血脉、分肉之间，甚者，深刺之，间者，浅刺之；

夏取盛经孙络，取分间绝皮肤；秋取经俞，邪在腑，取之合；冬取井荥，必深以留之。"

2.1.1.2 人体之气

人体之气生之于先天而成之于后天，又离不开天地自然之气的滋养，其含义主要有三。一是先天之精气，指肾精，遗传自父母之精气。如《素问·上古天真论》说："丈夫……二八肾气盛，天癸至，精气溢泻。"二是后天之精气，是天地自然之气进入人体后能滋养人体的精气，包括水谷精微等。如《素问·经脉别论》说："饮入于胃，游溢精气，上输于脾。"《灵枢·小针解》说："水谷皆入于胃，其精气上注于肺。"三指先天之精气、后天之精气的整合，为人体精微物质，即构成和维持人体生命的基本物质及功能体现。依其脏腑不同而又可分肝气、肾气等；依其位置不同，又有上气、中气、下气等；依其功能不同，又有正气、谷气等之别。

《素问·生气通天论》说："阴平阳秘，精神乃治，阴阳离决，精气乃绝。"

《素问·刺法论》说："正气存内，邪不可干。"

《素问·评热病论》云："邪之所凑，其气必虚。"

《素问·通评虚实论》说："邪气盛则实，精气夺则虚。"

《素问·诊要经终论》说："正月、二月，天气始方，地气始发，人气在肝……十一月、十二月，冰复，地气合，人气在肾。"

《素问·离合真邪论》说："真气者，经气也。"

《灵枢·口问》说："上气不足，脑为之不满，耳为之苦鸣，头为之苦倾，目为之眩；中气不足，溲便为之变，肠为之苦鸣；下气不足，则为痿厥心悗。"

有学者把药食之气单列为气的一类。笔者认为，相对于天地自然之气与人体之气，药食之气当属于天地自然之气与人体之气的整合，包括饮食之气及药气等。饮食之气又称为谷气或水谷之气。

《素问·调经论》说："形气衰少，谷气不盛。"

《素问·太阴阳明论》指出"四肢不得禀水谷气"导致痿证。药物性用不同，其气各异。

《素问·阴阳应象大论》指出："气厚者为阳，薄为阳之阴……气薄则发泄，厚则发热。"

《素问·腹中论》说："芳草之气美，石药之气悍，二者其气急疾坚劲。"

另外，药物与食物所具有的寒热温凉四性，也可称为气，如《素问·五常政大论》说："气寒气凉，治以寒凉，行水渍之；气温气热，治以温热，强其内守。必同其气，可使平也，假者反之。"即寒凉地域的人，腠理致密，易生内热，宜用寒凉性质的药物治疗；温热地域的人，腠理疏松，阳气易泄，故宜用温热性质之品，以固其气。

2.2 整合量子理论从微观上探索中医之"气"

中医学是非常包容的，张锡纯先生百余年前提出的衷中参西对于中医的继承、发展仍有着重要的指导意义。他山之石，可以攻玉。气作为中医学认识世界的最微观的物质，量子的许多特性有助于理解中医"气"。在中医学中，气被认为是极其精微的物质，在中医生理、病理方面有着重要的意义，同时又与情绪密切相关。

量子理论中的一些理论与中医"气"理论合拍，当我们了解了这些量子理论之后，会更加深化我们对中医"气"理论的理解，比如：波粒二象性、量子纠缠态、叠加态、量子隧穿、量子节拍等。

2.2.1 "气"的波粒二象性

2.2.1.1 波粒二象性简释

量子世界中最奇特的特征，也可以说是量子世界的决定性特征：波粒二

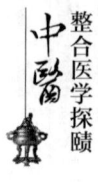

象性。通过现代科学，我们知道自己周围的所有物体都是由许许多多微小的粒子构成的，比如原子、电子、质子和中子等。我们也知道，宏观状态下，波和粒子完全不同。能量以波的形式传播，而非粒子。波会向外扩散，而不是像粒子那样向四周移动；波在空间穿过，会像大海里的波涛一样，形成波峰和波谷。20世纪早期，科学家发现亚原子粒子可以像波一样运动，而光波具有粒子的性质。量子力学正是在那个时候诞生的。

量子力学认为，所有的量子实体，无论是最基本的粒子，还是由它们组成的原子、分子，都像波一样具有能够与自身发生干涉的相干性特征。在这种量子状态下，它们可以表现出许多怪异的量子行为，比如同时出现在两个不同的位置、同时向两个方向旋转、洞穿障碍物以及与远处的另一个粒子发生隔空的量子纠缠。

既然如此，对本质上是由量子粒子构成的我们而言，为什么我们没有拥有同时出现在两个不同地方的能力呢？这个问题从某个角度来说非常简单：物体的体积越大，复杂程度越高，它们的波动性就越弱。且不说人类身体的体积和质量大小，哪怕是任何可以被肉眼识别的物体，都会因为量子波长太短而失去其波动性。更深一步，你可以想象身体的每一个粒子都受到周围其他粒子的观察和测量，所以每个粒子脆弱的量子属性马上受到了破坏。

2.2.1.2 观察使得微观粒子波性消失，粒子性显现

埃尔温·薛定谔（Erwin Schrödinger）提出"薛定谔的猫"在观察之前，可能是死的，也可能是活的。而在我们打开盒子观察的那一瞬间，猫的状态才得以确定。那么，到底什么才是"观察"呢？观察使波场，或称概率，坍缩到一个具体的态。但"观察"是由什么构成的呢？按照哥本哈根学派对量子力学的解释，宏观测量仪器对微观事件的任何记录都定义为一种观察。沃纳·卡尔·海森堡（Werner Karl Heisenberg）指出，在量子力学的范畴内，观

察（以及测量）将不可避免地改变客体的状态。

根据哥本哈根学派的解释，断定观察产生出被观察的性质。这里最棘手的字眼是"观察"。"观察"必须是一种有意识的观察吗？哥本哈根学派通过将"观察"定义为微观客体与宏观客体之间的相互作用，从而拓宽了"观察产生被观察属性"这一断言的内涵。

约翰·冯·诺依曼（John von Neumann）认为，如果量子力学如所声称的那样是普遍适用的，那么它最终将不可避免地遇到意识问题。他警告说，无论何时，只要我们提到"观察"，就总潜伏着意识问题。

2.2.1.3 "气"的波粒二象性

中医之"气"既具有波动性，又具有粒子性。气符合波粒二象性，当气自由自在运行之时，则显示波动性；当气因各种观察、思考等牵动之时，则显示为粒子性。

古文的说法充分显示了气的波动性。许慎《说文解字》说："气，云气也，象形。"气是象形字，其形象云气之貌。云气之形较云轻微，其流动如野马流水，其多至层层叠叠，故气字以笔画弯曲象征其流动之形，而以三画象征其多层重叠。

而气的粒子性，则因"合""在地"等而成形、显化。如《素问·六节藏象论》云："气合而有形，因变以正名。"《素问·天元纪大论》指出："在天为气，在地成形，形气相感而万物化生矣。"气的波动性、粒子性相互作用而化生万物。

气的波动性、粒子性当保持一定的和谐才能维持人体健康。如《素问·上古天真论篇第一》曰："恬淡虚无，真气从之，精神内守，病安从来？是以志闲而少欲，心安而不惧，形劳而不倦，气从以顺，各从其欲，皆得所愿。"更加强调了"恬淡虚无""气从以顺"，气的波动性对于健康相当重要。而当气因各种过度思考、欲望等牵动之时，则可能"结"为病态的粒子性。

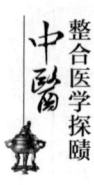

如《素问·举痛论篇第三十九》曰:"思则心有所存,神有所归,正气留而不行,故气结矣。"

2.2.1.4 中医学"三焦"的存在充分显示了气的波粒二象性

气的波粒二象性最充分的体现就是"三焦",初习中医基础的时候,我们知道,三焦在《难经·二十五难》、《难经·三十八难》中有"有名而无形"之说,其实就提示三焦是沟通人体宏观与微观世界的桥梁。其主要生理功能,一是通行元气;二是水液运行之道路。如果二者分别来看,很难以想象,如以波粒二象性来理解,我们就很容易明白了。"三焦"充分显示了气的波粒二象性。

三焦既可以运行波动性较强的无形之气,如《难经·三十一难》云:"三焦者,气之所终始也",《难经·三十八难》云:"主持诸气",《难经·六十六难》云:"三焦者,元气之别使也,主通行三气,经历五脏六腑"。

三焦亦可以运行粒子性较强的有形之水液,如《素问·灵兰秘典论篇第八》云:"三焦者,决渎之官,水道出焉。"

《灵枢·营卫生会》说:"上焦出于胃上口,并咽以上,贯膈,而布胸中,走腋,循太阴之分而行,还至阳明,上至舌,下足阳明,常与营俱行于阳二十五度,行于阴亦二十五度,一周也。故五十度而复大会于手太阴矣。""中焦亦并胃中,出上焦之后,此所受气者,泌糟粕,蒸津液,化其精微,上注于肺脉乃化而为血,以奉生身,莫贵于此,故独得行于经隧,命曰营气。""下焦者,别回肠,注于膀胱,而渗入焉;故水谷者,常并居于胃中,成糟粕,而俱下于大肠而成下焦,渗而俱下,济泌别汁,循下焦而渗入膀胱焉。""上焦如雾,中焦如沤,下焦如渎"明确指出了上、中、下三焦的位置及作用特点。越往上则越显示了其波动性,越往下则越显示了其粒子性。

2.2.2 "气"的纠缠态

2.2.2.1 纠缠态简释

当一个微观对象遇到第二个微观对象，第一个对象会"观察"第二个吗？不会。作为一个例子，我们来考虑同时存在于一对上下的盒子里的原子。譬如说光子被发送通过（透明的）上面的盒子。如果原子实际上在该盒子中，则光子会偏转；如果原子在下面的盒子里，则光子会直接穿过上面的盒子。光子会"观察"原子是否在上面的盒子里吗？不会。光子只会进入一种与原子的叠加态。我们称这种态为与原子的"纠缠态"。科学家们构建了相当复杂的干涉实验，其中纠缠的光子原子系统处于这样一种态：光子既受到原子的偏转，又不受原子的偏转。可见，微观粒子之间的观察使得他们进入了纠缠态。

量子纠缠（quantum entanglement）指曾经在一起的粒子，无论分开多么遥远的距离，都能保持瞬时的、近乎幽灵般的联系。物理学家布莱恩·克莱格（Brian Clegg）在《量子纠缠》中提出，量子论在某种程度上是东方古老智慧的证明。

2.2.2.2 量子纠缠在生物学中的研究

吉姆·艾尔-哈利利（Jim Al-Khalili）等人发现，许多生物学系统中都有可能存在量子相干性、量子纠缠态以及量子隧穿，这些生物学系统囊括了光合作用复合体、酶、嗅觉感受器、DNA 和鸟类神秘的地磁感受器。但是这些系统中体现"量子"的成分（包括激子、电子、质子以及自由基）都有一个关键的共同特征，那就是简单。根据薛定谔在 70 年前的预测，生物体内的量子力学现象只能发生在包含少数几个粒子的过程中。所以，体现量子性的成分通常是在原子的水平上发生相互作用的一个或者几个粒子。但是彭罗斯（Penrose）和哈梅罗夫（Hameroff）的理论却认为，由数百万个粒子构成的整

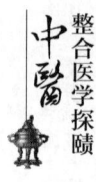

个蛋白质具有量子叠加态,并且不只是一个微管内的分子之间,而是整个大脑中数十亿个神经元内的所有微管之间都存在量子纠缠。

DNA密码确实是由重复的结构——DNA碱基对组成的。DNA碱基非周期性地出现,是非周期性晶体,每个重复单位中一定包含四种不同碱基中的一种。携带遗传密码的DNA配对靠的是将互补的碱基结合在一起的化学键——氢键,是由两个原子共用一个质子形成的,两个原子分别属于在对应的两条单链上互补的碱基正是这些氢键让碱基配对结合。碱基A与碱基T配对,碱基G与碱基C配对。以质子为媒介进行配对的核苷酸碱基就是在一代又一代生命之间复制和传递的遗传密码。遗传密码的可读性贯穿了细胞的一生,就像一条信息要表达的意思或是一本书的谋篇布局是由书页上字的位置所决定的一样,双螺旋结构中质子的位置决定了生命的"故事"。

瑞典物理学家佩尔-奥洛夫·勒夫丁(Per-Olov Löwdin)第一个发现了这件在后世看来似乎很显然的事情:质子的位置是由量子而不是经典物理定律所决定的。因此,使生命成为可能的遗传密码毋庸置疑是量子密码。遗传的精确性是量子定律而非经典定律作用的结果。就像晶体的结构归根结底是由量子定律所决定的一样,量子定律作用于我们从父亲、母亲那里继承来的DNA,从而决定了我们的身体特征、性格的方方面面。就像薛定谔预测的那样,从有机体整体的结构和行为,一直到沿着有机体DNA链排布的质子位置,这种"来自有序的有序"维持着生命的运转。正是这种秩序保证了遗传过程极高的精确度。

2.2.2.3 "气"的纠缠态作用使得人体成为一个整体

《素问·生气通天论篇第三》云:"天地之间,六合之内,其气九州、九窍、五藏、十二节,皆通乎天气。"

中医学藏象学说认为,人体以五脏为核心,联结六腑、经络、形体诸窍等,并与精神情志密切相关,同时维持机体内外环境平衡协调,从而形成一个整体。

我们以"十二藏"为例做一简要讨论，《素问·灵兰秘典论篇第八》云："心者，君主之官也，神明出焉。肺者，相傅之官，治节出焉。肝者，将军之官，谋虑出焉。胆者，中正之官，决断出焉。膻中者，臣使之官，喜乐出焉。脾胃者，仓廪之官，五味出焉。大肠者，传道之官，变化出焉。小肠者，受盛之官，化物出焉。肾者，作强之官，伎巧出焉。三焦者，决渎之官，水道出焉。膀胱者，州都之官，津液藏焉，气化则能出矣。凡此十二官者，不得相失也。故主明则下安，以此养生则寿，殁世不殆，以为天下则大昌。主不明则十二官危，使道闭塞而不通，形乃大伤，以此养生则殃，以为天下者，其宗大危，戒之戒之！至道在微，变化无穷，孰知其原？窘乎哉，消者瞿瞿，孰知其要？闵闵之当，孰者为良？恍惚之数，生于毫厘，毫厘之数，起于度量；千之万之，可以益大，推之大之，其形乃制。"

我们可以看出三点，首先，十二官虽各司其职，但起源则一，都是由一祖细胞而产生，会相互影响，互相纠缠。其二，主明则下安，强调了君主之官倘若能整合全体的力量，才可以安、寿、大昌，否则危矣。其三，强调了十二官虽各司其职，不得相失的关键在于"至道在微"，也就是"气"的纠缠态作用使得人体成为一个整体；而又"变化无穷"，这就与"气"的叠加态有关了。

2.2.2.4 "气"的纠缠态作用临床应用比较典型的就是中医诊断

葛俊明提出，《灵枢·口问第二十八》曰："耳者，宗脉之所聚也"，耳珠属肾，耳轮属脾……身体的这种全息对称，是量子粒子在身体脏腑与肢、窍的纠缠作用体现。量子气在经络虚管中流布，除了在腧穴部位产生叠加态，在远端组织与体内器官之间产生纠缠态，这个纠缠的远距作用可由外部测量完成，比如手诊、耳诊等。

《灵枢·外揣第四十五》提出"司外揣内"，《灵枢·论疾诊尺第七十四》

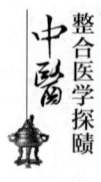

云:"从外知内……审其尺之缓急小大滑涩,肉之坚脆,而病形定矣。"通过望、闻、问、切,来观察、了解患者的外部表现,我们就可以测知患者内部脏腑、经络、气血等的变化,从而进行辨证施治。

2.2.3 "气"的叠加态

2.2.3.1 叠加态简释

量子叠加,就是指一个量子系统可以处在不同量子态的叠加态上。著名的"薛定谔的猫"理论曾经形象地表述为"一只猫可以同时既是活的又是死的"。

量子世界不同甚至更加奇怪的特征:一种被称为"叠加态(superposition)"的现象。叠加态现象指粒子可以同时完成两件、100 件甚至 100 万件事情。这个性质可以解释我们的宇宙为什么如此复杂而有趣。

2.2.3.2 叠加态在生物学中的相关研究

叠加态在生物学中的相关研究集中体现在叠加态与基因突变的研究上。在乳糖环境中,基因突变可以为细胞提供适应性优势,这也是"适应性突变(adaptive mutation)"一词的来源。艾尔-哈利利研究适应性突变是否与量子力学有关,并最终提出了可以解释适应性突变的"手波(hand-wavy)"模型。该模型假设质子的行为具有量子力学的性质,因此,饥饿的大肠杆菌细胞 DNA 中的质子偶尔会隧穿到互变异构的位置(诱发突变),也能轻松地隧穿回它们原来的位置。所谓量子力学的性质,就是必须将系统视为多种状态的叠加态——隧穿或没有隧穿的叠加。在微观世界中并没有用于测量的实验设备或装置来记录质子的位置,测量过程由周边的环境来实现。这个过程无时无刻不在发生着。比如,蛋白质合成机制在读取 DNA 时,迫使质子"决定"自己处在氢键的哪一边——正常的位置(无生长)或互变异构的位置(生长)。只不过在大多数情况下,质子会处于正常的位置。如果环境中存在乳糖,情况就大不相同了。因为更正了的基因使细胞可以消耗乳糖,完成生长和复制。质子要想回到量子叠加态已经不再可能。整个系统将不可逆地塌缩进入经典世界，成为一个变异细胞。

2.2.3.3 "气"的叠加态中医应用举隅

"气"的叠加态高度反映在了气的多样性。中国古代哲学认为，气就其物质形式而言，是一种整体的存在，也常常被称为"一气"，如《淮南子·本经训》说："天地之合和，阴阳之陶化万物，皆乘一气者也。"罗钦顺《困知记》言："盖通天地，亘古今，无非一气而已。"气之内别无独立形体的个体之气。但从气的性质及其效应的角度而言，气又是多样性的，在整体的气内部存在着不同性质的成分或部分，这些不同性质的成分在产生事物和支配各种事物的运动变化方面有着不同的效应，因而也形成了多种多样的气名称，大而分之有阴气、阳气；次而分之有木、火、土、金、水五行之气；再细而分之，则成百、成千，数不胜数。诚如张载《正蒙·乾称》所说："阴阳之气，散则万殊，人莫知其一也；合则浑然，人不见其殊也。"气的性质又是通过其效应而间接推论的，《素问·气交变大论》说："善言气者，必彰于物。"也只有通过其效应才能认识不同性质的气。由此可见，中国古代哲学中的气是一与多的统一，并具有体用一原、微显无间的特点。

"气"的叠加态为经络研究提供了新的思路。葛俊明提出，腧穴作为经络虚管的交叉接口，在量子气的流注传输中，在十二经原穴上，表现为直接与脏腑组织的经络虚管的最短路径连接。使量子气在十二经原穴处，即可以在腧穴处，也可以在对应的脏腑处，表现为量子叠加态。这种量子叠加态，也就是元气留止态，使相应脏腑的病变直接体现在对应的穴位，有利于诊断及治疗。

"气"的叠加态有利于我们理解气的众多变化，有利于理解"精血同源""精气同源""津血同源"等。如《灵枢·决气第三十》云："余闻人有精、气、津、液、血、脉，余意以为一气耳，"提示我们气分而为六，合则为一。

《灵枢·决气第三十》又云："六气者，各有部主也，其贵贱善恶，可为常主，然五谷与胃为大海也。"提示我们，六气均由五谷精微所化生，饮食物和胃气是六气生化之源。

2.2.4 "气"的量子隧穿

2.2.4.1 量子隧穿简释

遵循量子力学原理的粒子可以通过一种被称为"量子隧穿（quantum tunneling）"的过程，轻松地穿透壁垒。因为粒子的波粒二象性，它们能够像波绕过墙壁一样穿过能量壁垒，这个量子过程被称为量子隧穿。正如海浪可以绕过物体传播一样，波也可以绕过物体传播。太阳内部的氢原子核所做的正是如此：它能让自己传播出来，像幽灵一样穿透能量壁垒，使自己与墙另一边的伙伴靠得足够近来完成聚变反应。因此，当我们在沙滩上晒太阳时，不妨看看拍打着沙滩的海浪，想一想量子粒子像幽灵一样波动，这种波动不仅能够让我们享受温暖的阳光，也使得我们星球上所有的生命成为可能。

2.2.4.2 量子隧穿在生物学中的相关研究

以量子世界的标准来衡量，允许生命活动的温度其实很高。因此，在生物化学史上，科学家们一直以为质子的酶促转移全靠以热能跨越能量壁垒的（非量子）机理。1989年，加州大学伯克利分校的朱迪思·克林曼（Judith Klinman）和她的同事们首先发现了酶促反应中存在质子隧穿的直接证据。克林曼是一位生化学家，一直认为质子隧穿在生命的分子机制中扮演了重要角色。实际上，她甚至宣称质子隧穿是整个生物学中最重要也最普遍的机理。她的突破来自对酵母菌中乙醇脱氢酶（ADH）的研究，这种特殊的酶可以将乙醇分子中的一个质子转移到一个叫作 NAD^+ 的小分子上，形成 NADH。克林曼的小组巧妙地利用一种被称为"动力学同位素效应（kinetic isotope effect，KIE）"的技术证实了质子隧穿的存在。该技术不仅在化学界很著名，而且为量子生物学提供了一部分最主要的证据。

2.2.4.3 量子隧穿在中医学的具体体现

量子隧穿在中医学中具体体现在气的弥散性、透达性、经络及传统中医的某些治疗方法上。

气的弥散性，主要是就气在空间存在的方式而言，具有至大无边、无所不在、连续无间的特性。如张载《正蒙·太和》说："气之聚散于太虚，犹冰凝释于水，知太虚即气，则无无。"王廷相《天论》也指出："有虚即有气，虚不离气，气不离虚，无所始无所终之妙也。不可知其所至，故曰太极；不可以为象，故曰太虚，非曰阴阳之外有极有虚也。"由此亦决定了气的无限性，一方面气弥漫充斥于所有空间，气在量上是无限的；另一方面即使在微小至极的地方，也有气的存在。故《管子·内业》谓气"其细无内，其大无外"。即气就其质言，至精无形；就其体言，则广不可量。

气的透达性与弥散性相互联系，是指气至精无形，可以出入于有形质的物体内外，贯通于一切天地万物之中。沈括《梦溪笔谈》对此论述说："如细研硫黄、朱砂、浮石之类，凡能飞走融结者，皆随真气洞达肌骨，犹如天地之气，贯穿金石土木，曾无留碍。"朱熹《朱子语类》亦说："天地之气，虽至坚如金石，无所不透。"均反映了气的透达之性。在气的透达性基础上，古人并提出同气相应的思想，认为性能相同的气，不管彼此之间相隔多远，中间有无东西阻隔，其相互作用均可通达无遗。这又显示了气的纠缠态与波动性。由此又认为气是万物的中介，事物间的相互感应是通过气的中介传递作用而实现的，并以此解释自然现象，如共振、潮汐与月亮的关系、磁石吸铁等自然现象。《淮南子·说山训》云："月盛衰于上，则螺蚌应于下，同气相动也。"东汉王充认为，玳瑁拾芥、磁石引针，是由于它们之间同气相互作用的结果，其他物体不发生这种作用，是由于"气性异殊，不能感动也"（《论衡·乱龙》）。

葛俊明把中医经络系统称为立体的"虚管"网络，提出，气血在经络的运行，如《灵枢·营卫生会第十八》所说："阴阳相贯，如环无端"，在经络虚管中流动的量子气是源源不断地得到补充的，这种补充源于体液和毛细血管中微观粒子级的营养元素。这种补给在虚管内的势能高于虚管外部的时候，会表现为量子隧穿。人体的网络虚管像"虫洞"一样，是连接各个生理器官小宇宙的最短距离。人体气血在最短的时间内到达各个组织器官，维护其运行。

中医学中有着上病取下、下病取上等的说法，如《素问·五常政大论第七十》云："气反者，病在上，取之下；病在下，取之上；病在中，傍取之。"《素问·阴阳应象大论篇第五》云："善用针者，从阴引阳，从阳引阴，以右治左，以左治右，以我知彼，以表知里，以观过与不及之理；见微得过，用之不殆。"从理论上讲，微观级的粒子隧穿于其中应该起着重要的作用。

2.2.5 量子节拍

2.2.5.1 量子节拍简释

量子节拍（quantum beat）是指量子具有波粒二象性，因此会表现出波的特性，像音乐中的声波存在差拍振动和双缝实验中的干涉条纹一样，量子会表现出特有的频率节拍，这种节拍被称为量子节拍。

以量子的标准来衡量，活细胞属于宏观物体。量子隧穿依赖物质粒子向外传播时的"波"属性。这是量子隧穿的一个重要特点。要想使一个由无数粒子构成的物体完成隧穿，所有粒子的"波"属性必须在"行军"时保持步调一致，波峰波谷要重叠，我们将其称为系统"相干"，简而言之，就是调子要"合拍"。"退相干"的过程与之恰恰相反，所有的量子波各行其是，冲走了整体的相干行为，并最终使整体失去了量子隧穿的能力。一个粒子要以量子隧穿渗透壁垒，就必须保持其"波"的性质。这解释了为什么足球之类的宏观物体无法量子隧穿：这些物体由数以兆计的原子组成，所以粒子无法以协调一致的波形整体行动。所以乍看上去，由于在活细胞中温热、湿润的环境内，原子和分子的绝大多数在无序运动，量子隧穿效应几乎不可能发生。但是，正如我们所发现的那样，酶的内部却别有洞天：酶的粒子并非群魔乱舞，而是跳着精心编排的舞蹈。

2.2.5.2 量子节拍在生物中的发现

生命就像是连接量子和经典世界的桥梁，栖息于量子世界的边缘。学者们在许多生物中发现量子节拍的存在，它们在构建生物圈的过程中起着作用，甚至可能是十分重要的作用。

2009 年，都柏林大学的伊恩·默瑟（Ian Mercer）在一种细菌的光合作用系统（或者简称为光合作用系统）中检测到了量子节拍，他们实验中使用的光合系统名为光吸收复合体Ⅱ（light harvesting complex Ⅱ，LHCⅡ），它与植物的光合系统十分相似。更重要的是，他们的实验是在常温下完成的，也就是植物和微生物进行光合作用的温度。

一年之后，安大略大学的格雷格·斯科尔斯（Greg Scholes）在一种被称为隐芽植物（cryptophytes）的海藻（与高等植物不同，海藻不具有根、茎、叶的结构）光合系统中证实了量子节拍的存在，隐芽植物虽然低等但是数量极其庞大，这让它们在吸收大气碳（也就是从大气中吸收二氧化碳）的数量上与高等植物旗鼓相当。

格雷格·恩格尔（Greg Engel）差不多同时在格雷厄姆·弗莱明（Graham Fleming）的实验室中证实，他们一直以来研究的 FMO 复合体也可以在更高、更适宜生命存活的温度下表现出量子节拍。到这里，你可能会觉得量子节拍会不会只出现在细菌、海藻这些低等植物中。然而事实是，弗莱明团队中的特莎·卡尔霍恩（Tessa Calhoun）和同事们在另一种植物的 LHCⅡ 系统中检测到了量子节拍，而这次的样本是菠菜。所有高等植物体内都有 LHCⅡ，这个星球上 50% 的叶绿素位于 LHCⅡ 系统里。

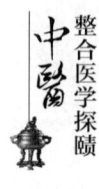

2.2.5.3 量子节拍在中医学中高度体现在了音乐疗法

中医学认为，人与自然天地为一体，自然界的方位、季节、气候、五味、五色、五音通过五行的配属与人体的脏腑、肢体、筋脉、五官、九窍以及情志变化等联系起来。五行音乐疗法的思想核心在于：天地间万事万物都在阴阳五行规律的统摄之中，不同的物质可以通过五行特性之间的相同而发生共鸣，五音体系亦可通过五行特性间的共鸣直接作用于脏腑。

《灵枢·邪客第七十一》云："天有五音，人有五脏；天有六律，人有六腑……此人与天地相应也。""内有五脏，以应五音。"《灵枢·经别第十一》云"人之合于天地道也，内有五脏，以应五音……外有六腑，以应六律"。《素问·针解篇第五十四》云："人声应音，人阴阳合气应律"，张景岳说："十二律为神物，可以通天地而合神明。"《类经附翼·律原》说明古人已观察到自然音乐以及人类在与大自然的搏斗中创造的音乐，对人体的脏腑、情感均有影响。将自然、音乐和人结合在一起的大系统，体现着"同声相应，同气相求"的自然规律。

人体的生理节律也是一种节奏，音乐的旋律、节奏、和声，作为一种自然的节律，可以对人体生理节律发生极其密切的联系，两者之间联系的关键在于阴阳脏腑之气的升降节律。而其微观世界，就在于气，在于气的量子级节拍，使人体奏响了一曲以五脏为核心，涵盖天、地、人，整合心、身、社会为一体的生命之歌。

关于"气"的理论是中医学中非常重要而基础的理论。中医学中的许多理论、实践都建立在其基础之上。

信息点拓展 生命只能是来自有序的有序

薛定谔提出有序事件的产生，有两种不同的"机制"："来自无序的有序（order from disorder）"的"统计学机制"和"来自有序的有序（order from order)"的一种机制。

非生命适合从无序到有序

"来自无序的有序"是基于对极大量粒子无序运动的统计结果。诸如热力学定律之类的经典物理学与化学规律，虽然精确可以重复验证，但实质上都是统计规律，背后是原子或分子的随机运动，也就是说，它们只有在平均意义上是正确的，也只有在包含了极大量的粒子相互作用后，才是可靠的。热力学的原理正是如此：大量分子的平均行为是可预测的，而单一分子的行为却不可预测。薛定谔指出，像热力学定律之类的统计规律，不能精确地描述仅由少量粒子构成的系统。

生命适合从有序到有序

非生命适合从无序到有序。那么生命呢？生命的有序行为，比如其遗传规律，是否可以用统计规律解释呢？薛定谔总结道，奠定了热力学基础的"来自无序的有序"原理无法解释生命。

对薛定谔理论的质疑主要源于一个普遍的共识：微妙的量子状态不可能在活体生物内部温热、湿润、杂乱的分子环境中存在。只有当物体温度降到接近绝对零度 –273.15 ℃——随机分子运动才会完全静止，并使退相干现象消失，量子力学的作用才会显现出来。在常温下，退相干无时无刻不在发生。这就是为什么"温热的生命体可以保持微妙的量子状态"至少在一开始时让人觉得不合情理的原因。薛定谔指出，生命按照一套特殊的规则行事，生命不同于非生命物体。数量相对较少却高度有序的一些粒子，比如一个基因能对整个生命体造成巨大的影响。这正是约尔旦所说的"放大效应"，也是薛定谔所谓的"来自有序的有序"。我们的身体特征、性格、智力及患不同疾病的倾向，其实都已经由 23 对高度有序的超级分子精确地决定了。这些超级分子正是我们从父母那里继承来的 DNA 染色体。在已知的宇宙中，没有任何一种宏观非生命物体能够对结构精细而又如此微小的物质拥有这样的敏感度。

2.3 天人一体话有序

天人一体,天人相应,天人合一思想,是中华民族五千多年来的思想核心与精神实质。生命的有序性源于天地的有序性。

2.3.1 天地的有序性

中华先贤认识世界,认为天、地是有序的,如《易经·象》云:"天行健……地势坤",《易经·系辞上传》云:"天尊地卑,乾坤定矣。卑高以陈,贵贱位矣。动静有常,刚柔断矣。方以类聚,物以群分,吉凶生矣。在天成象,在地成形,变化见矣。鼓之以雷霆,润之以风雨,日月运行,一寒一暑",《易经·系辞下传》云:"天地之大德曰生",等等,天地之有序性是中华文化的基础,与西方科学认为的物质世界的从无序到有序完全不同。西药的临床研究非常强调随机,其实就是依照物理世界的始于无序,对于少量样本无用,必须要达到一定样本量才有意义,就是沿用西方的科学基础。但对于生命世界,是从有序到有序,如仍是从无序开始,恐怕如同对于大学生,仍用小学水平的试卷来考核,岂不大缪乎?

2.3.2 人以天地的有序性为根基而形成自己的有序性

人效法天地的有序性,从有序到有序。如《素问·宝命全形论篇第二十五》曰:"人以天地之气生,四时之法成。"天地、四时之有序是人有序性的基础。又如《道德经第二十五》云:"人法地,地法天,天法道,道法自然。"人的有序性在于效法地的有序性,地的有序性在于效法天的有序性,天的有序性在于效法道的有序性,道的有序性在于效法自然的有序性。

《易经·文言》曰:"同气相求,同类相应",明确了天地人系统中人与天相通的总原则。《淮南子·精神训》曰："天地运而相通，万物总而为一"。"运而相通"指运动过程中的相通关系，而不是静态空间里的结构联系。"总而为一"指运动方式的同气相求，而不是物质结构的等量齐观。

天人合一的医学内涵主要是指人作为"小宇宙"是如何与天地这个大宇宙相应的，而天地四时之气、人体之气的相互关系是非常重要的一环。天人一体观不仅对于病理生理，对于养生、用药、防病、治病都有着重要的指导意义。比如，《灵枢·顺气一日分为四时第四十四》云："夫百病者，多以旦慧、昼安、夕加、夜甚。"对于许多疾病研究有着重要的意义；《素问·四气调神大论篇第二》云："夫四时阴阳者，万物之根本也。所以圣人春夏养阳，秋冬养阴，以从其根，故与万物沉浮于生长之门。"对于养生保健、治未病等均有着非常重要的指导意义。

3 关于"阴阳"的整合性思考

> 阴阳者,天地之道也,万物之纲纪,变化之父母,生杀之本始,神明之府也。
>
> ——《素问·阴阳应象大论篇第五》

阴阳是中国古代文化重要而独特的范畴,也是《黄帝内经》学术思想的重要基本范畴,是理解中医理论最重要的一把钥匙,如《灵枢·病传第四十二》所说:"何谓旦醒?曰:明于阴阳,如惑之解,如醉之醒。"《中医基础理论》中,气理论、阴阳学说和五行学说都属于中国古代唯物论和辩证法范畴,它们渗透到医学领域后,便促进了中医学理论体系的形成与发展,并贯穿于整个中医学理论体系的各个方面。气理论作为一种自然观,奠定了中医理论体系的基石;阴阳学说与五行学说作为方法论,帮助我们构筑了中医理论体系的基本框架,用以阐明生命过程和疾病的发生发展及其诊断防治的客观规律。气理论、阴阳学说和五行学说,成为中医学理论体系的重要组成部分。

整合性理解阴阳,首先要捋清气与阴阳的关系。其次,阴阳学说的形成,是以阴阳与气范畴结合,形成元气阴阳学说为标志。第三,要以整合的思路理解阴阳关系,而三阴三阳理论则是以阴阳学说为基础建立的一个实践模型。整合性理解阴阳，就要知道，阴阳分则可为二、三、四、五、六……合则为一。

3.1 一气生阴阳

《庄子·则阳》认为"天地者，形之大者也；阴阳者，气之大者也"。《庄子·田方子》指出："至阴肃肃，至阳赫赫。肃肃出乎天，赫赫发乎地，两者交通成和而万物生焉。"

关于气与阴阳的关系，古代文献中大多是用"生"；而宋明之后，多是用"分"，如张介宾《类经·阴阳类》云："阴阳者，一分为二也"，更加强调的是对立统一关系中对立的属性。而"生"则完全不同。

一气生阴阳之"生"包含以下三层意思。

首先，《易经·系辞上传》中的"生生之谓易"，《道德经·四十二》中的"道生一，一生二"，阴阳由一气而生，提示了阴阳传承了一气的部分功能、信息。

其次，一气生阴阳之后，阴阳还需要气持续不断的支持、推动。事物的发展变化一般包含了"生长化收藏""生长壮老已"的规律。一气化生阴阳，生，只是开始，之后尚需要气的升降出入，才能正常地长、化、收、藏，从而不断地成长、发展。如《素问·六微旨大论》云："出入废则神机化灭，升降息则气立孤危。故非出入，则无以生长壮老已；非升降，则无以生长化收藏。是以升降出入，无器不有。故器者生化之宇，器散则分之，生化息矣。故无不出入，无不升降，化有小大，期有近远，四者之有而贵常守，反常则灾害至矣。故曰无形无患，此之谓也。"

再次，一气生阴阳或"一生二"之后，尚需返回去——归一，形成一个良性的循环，这样才会形成整合性。如《道德经·四十》云："反者道之动，弱者道之用。天下万物生于有，有生于无。"

3.2 阴阳相互关系

阴阳相互关系早在内经中就已经有了详细的论述。阴阳由一气而生，有着重要的同源性，是阴阳交感、依存、互用的基础。在此基础上，进一步考虑阴阳的对立制约关系；阴阳的互含互藏、相消相长、相互转化、相互反照亦均由此而扩展开来。最终达到的是阴阳自和之相对稳态。

（1）阴阳相互交感

《素问·天元纪大论》说："天有阴阳，地有阴阳……动静相召，上下相邻，阴阳相错，而变由生。"即阴阳二气的交感相错、相摩相荡是宇宙万物生成变化的本原，也是人体生化能否正常进行的关键。

（2）阴阳相互依存

《灵枢·五变》云："夫柔弱者，必有刚强。"柔为阴，刚为阳。柔与刚、弱与强，相反相对，又相互依存。

（3）阴阳相互为用

《素问·阴阳应象大论》说："气生形……精化为气。""阴在内，阳之守也；阳在外，阴之使也。"王冰《素问·四气调神大论》注说："阳气根于阴，阴气根于阳；无阴则阳无以生，无阳则阴无以化；全阴则阳气不极，全阳则阴气不穷。"

（4）阴阳对立制约

《素问·脉解》提出"阴阳相薄""阴阳复争"《素问·阴阳应象大论》说："阳胜则阴病，阴胜则阳病。"《素问·生气通天论》指出："阴不胜其阳，则脉流薄疾，并乃狂；阳不胜其阴，则五脏气争，九窍不通。"从人体病理方面说明了阴阳的对立制约关系。

（5）阴阳互含互藏

《素问·天元纪大论》说："天有阴阳，地有阴阳……故阳中有阴，阴中有阳。"张介宾《类经·运气类》解释说："天本阳也，然阳中有阴；地本阴也,然阴中有阳。此阴阳互藏之道。"即相互对立的阴阳双方中的任何一方都含藏着另一方,阴中藏阳,阳中寓阴。董仲舒《春秋繁露·基义》亦指出:"物莫无合,而合各有阴阳。阳兼于阴,阴兼于阳。"按照《道德经》中"万物负阴而抱阳"的观点,宇宙中的任何事物都含有阴阳两个方面,事物的具体阴阳属性,当依据其所含阴性与阳性成分的比例大小而定。阳中含阴,是说属阳的事物中也寓有阴的成分,而该事物的整体属性仍属阳;阴中有阳,是说属阴事物中也寓有阳的成分,而该事物的整体属性仍属阴。诚如《四圣心源·天人解》说:"阴极则阳生,故纯阴之中又含阳气……阳极则阴生,故纯阳之中又胎阴气。阴中有阳则水温而精盈,阳中有阴则气清而神旺。"阴阳互含互藏不仅是阴阳依存、互用、消长、转化的内在基础和根据,也是阴阳二气氤氲交感的内在动力机制,由于阳中有阴,阴中有阳,因而天之阳气下降,地之阴气上升,天地阴阳二气氤氲交合,而万物化生。《素问·阴阳应象大论》以此论云雨的生成:"地气上为云,天气下为雨。雨出地气,云出天气。"心肾水火相交互济的机理也可用此阴升阳降的理论来说明。

(6)阴阳相互消长

《素问·脉要精微论》说:"天地之变,阴阳之应,彼春之暖,为夏之暑,彼秋之忿,为冬之怒。"《灵枢·顺气一日分为四时》说:"以一日分为四时,朝则为春,日中为夏,日入为秋,夜半为冬。"分别论述了一年和一日之内阴阳二气的消长变化,并认为人体疾病的病理变化趋势也与此相应。

(7)阴阳相互转化

中国古人不仅认识到阴阳的转化性,而且对转化的条件性有某种程度的觉察。《灵枢·论疾诊尺》说:"四时之变,寒暑之胜,重阴必阳,重阳必阴,故阴主寒,阳主热,故寒甚则热,热甚则寒,故曰寒生热,热生寒,此阴阳之变也。"《素问·六元正纪大论》说:"动复则静,阳极反阴。"说明阴阳对立双方的转化必以一方发展到一定必要程度为前提。

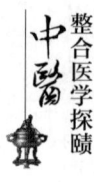

（8）阴阳反照

阴阳由于相互之间的作用，则各自把自己的信息传递给对方，同时又成为对方信息的接受者和贮存者，由此阴阳之间可以相互反映，以阳见阴，以阴知阳。《灵枢·外揣》说："故远者司外揣内，近者司内揣外，是谓阴阳之极，天地之盖。""司外揣内"，由远及近，"司内揣外"，由近及远，即鲜明地体现了阴阳反照，间接认识的特点。《黄帝内经》即利用阴阳反照的原理，建立了中医学的生理、病因、病理、药物和治疗学等理论体系。这种认识方法偏重于认识对象的整体功能而不重实体，利用信息的传递和贮存原理进行间接的现象观察，将被反映者和反映者的功能属性综合在一起，而以机体表征作为认识的中心环节和判定对象属性的标准。

（9）阴阳自和

古人虽然也讲阴阳的对立斗争，如《素问·疟论》说："阴阳上下交争，虚实更作，阴阳相移也。"而更多是强调阴阳的稳定平衡，以不破坏整体的统一为限。如《素问·生气通天论》说："夫阴阳之要，阳密乃固。两者不和，若春无秋，若冬无夏，因而和之，是谓圣度。"说明阴阳的和谐是万物正常存在和发展的必要条件。张仲景最早将阴阳自和的思想引入中医学，以解释人体疾病自愈的机制。阴阳自和反映了阴阳的深层次运动规律，揭示了人体疾病自愈和治愈的机制，说明药物或其他方法技术治疗疾病，实际上是在调动和发挥机体内的阴阳双方的自和潜能和机体的修复、调节作用。

3.3 《黄帝内经》三阴三阳理论

《黄帝内经》在《周易》阴阳的基础上，表达了"一分为六"的观点，为了更细致地说明阴阳之间的关系，根据阴阳各方数量上的不同，把阴分为太阴、少阴、厥阴，把阳分为太阳、阳明、少阳。如《素问·天元纪大论篇第六十六》说："阴阳之气，各有多少，故曰三阴三阳也。"《素问·至真要大论篇第七十四》

也指出："愿闻阴阳之三也，何谓？岐伯曰：气有多少，异用也。"据王玉川考察，在中医古籍里有二十九种序次不同的三阴三阳，大抵可以归纳为经脉生理特性及其层次类、经脉长短浅深和血气盛衰类、病理反应类、脉诊部位类、日周期类、旬周期类、年周期类、六年至十二年周期类和其他类九个大类。

而最大贡献是为《伤寒论》六经辨证奠定了基础，进而形成了六经气化学说。《素问·阴阳类论篇第七十九》和《素问·经脉别论篇第二十一》对各经阴阳之气量的多少做了明确的规定，即少阳为一阳，阳明为二阳，太阳为三阳，厥阴为一阴，少阴为二阴，太阴为三阴。《素问·阴阳离合论》并提出了三阴三阳开阖枢的理论，认为"是故三阳之离合也，太阳为开，阳明为阖，少阳为枢""是故三阴之离合也，太阴为开，厥阴为阖，少阴为枢"。三阴三阳开阖枢的模式概括了六经的具体位置，三阴经与三阳经的表里关系，以及三阴经之间、三阳经之间的相互关系。

《黄帝内经》中虽然三阴三阳的含义有若干种，但其精神实质都在于把物质世界的运动看作沿一定次序行进的循环圈，无论是阴还是阳，都是一个由初生到极盛，再到衰转的过程，并且在阴中就包含着阳的因素，在阳中又包含着阴的成分。这个循环圈既表示事物运动的方向和次序，同时又反映着事物和现象在阴阳属性上的分布情况。三阴三阳理论贯穿着阴阳相互渗透、彼此消长、相互转化等朴素辩证法思想。其对阴阳两方面进行的数量上和等级上的分析，也包含着一些合理的成分，如将人体内外分成六个深浅不同的层次，每一个层次与一定的脏腑相连，具有一定的生理功能，各个层次之间有着表里相应的关系。这种层次的划分有助于说明人体各部分各经脉在生理功能上的关系和在人体中的地位。故有学者指出三阴三阳是对阴阳的定位、定量、定性、定向标定，并认为开阖枢是和谐的自组织行为，其中开指释放与吸收，阖指储存能量，枢指开阖之间的变频与转换能力。

三阴三阳理论以阴阳学说为基础建立的一个实践模型——伤寒六经辨证体系，我们将在第 6 部分讨论。

4　关于"五行"的整合性思考

五行即阴阳之质，阴阳即五行之气。气非质不立，质非气不行。行也者，所以行阴阳之气也。

——《类经图翼·运气》

阴阳者，天地之枢机；五行者，阴阳之终始。非阴阳则不能为天地，非五行则不能为阴阳。

——《中藏经·生成论》

天地之气，合而为一。分为阴阳，判为四时，列为五行。

——《春秋繁露·五行相生》

传统的五行学说是中医学的基础理论之一，也是中医学的理论支柱之一，可以说没有五行学说就没有中医学的辉煌。

五行学说的精华在于五行生克制化关系，将五行关系简化，不外乎生、克两种关系。整合性地理解五行，就必然要联系到阴阳、气等中医基础理论。五行，分则为五，合则为二，为一。

4.1 五行之"五"与"二""一"

4.1.1 "五"

五行，实际上是以所观察对象为中心分为五类关系——克我、生我、我生、我克及本我，并以此为依据将所有与之关联事物分为五类，这是朴素的普遍联系的观点。

五行最早文献见于春秋战国时期《尚书·洪范》，云："水曰润下，火曰炎上，木曰曲直，金曰从革，土曰稼穑。"《黄帝内经》中有许多篇论述了五行，构建了天地以四时五行，人以五脏为核心的天人相应的生理病理系统。如《素问·阴阳应象大论篇第五》曰："天有四时五行，以生长收藏，以生寒暑燥湿风。人有五藏，化五气，以生喜怒悲忧恐。"将四时、五行、外感六淫、五脏、内生五气、情志等联系起来。

同时以五行为核心，将方位、六气、五行、五味、五脏、五体、在窍等分属各行，建了一个五行系统来认识自然界，来认识人体，把自然界和人体融到一起归类。如以木行为例，《素问·阴阳应象大论篇第五》云："东方生风，风生木，木生酸，酸生肝，肝生筋，筋生心，肝主目。其在天为玄，在人为道，在地为化。化生五味，道生智，玄生神，神在天为风，在地为木，在体为筋，在藏为肝，在色为苍，在音为角，在声为呼，在变动为握，在窍为目，在味为酸，在志为怒。怒伤肝，悲胜怒；风伤筋，燥胜风；酸伤筋，辛胜酸。"

张仲景《伤寒论》序讲："夫天布五行，以运万类；人禀五常，以有五藏。"《金匮要略》又言："夫人禀五常，因风气而生长"。都是运用天、人、万物进行归类。

4.1.2 "二"

五行学说把观察对象与周围事物的基本关系分为两类：生与克。生克相互对立而又统一，没有生就无所谓克，没有克就无所谓生，是朴素的对立统一观点。

相生的规律，生长化收藏，木生火，火生土，土生金，金生水，水生木，春—夏—长夏—秋—冬，这是一个相生的顺序。形成了一个五行相生的规律。生长化收藏，实际上就是一个相生的规律，春生才有夏长，夏长才有长夏化，长夏化才有秋收，秋收才有冬藏，有了冬藏才有春生。

相克的规律，如《素问·六节藏象论》云："五运之始，如环无端……五气更立，各有所胜，盛虚之变，此其常也"，称"胜制"，简称相克。春胜长夏—木克土，长夏胜冬—土克水，冬胜夏—水克火，夏胜秋—火克金，秋胜春—金克木，这就是五行按照时令的相胜。

4.1.3 "一"

黄元御说："（五行）相生相克，皆以气而不以质也，成质则不能生克矣。"五行有一中心，即本我，亦即观察对象。五行学说较阴阳学说深入之处在于五行学说已涉及本体，如果说阴阳是从宏观的角度以一分为二的观点来看世界，那么，五行就是从较之微观的角度深入地去认识世界中某一具体的事物与周围事物的关系。

每一事物自其产生之日起，就开始构建了一个生克关系网，并不断发展。首先，其产生，必然有生其者，有许多资生、助长、促进他的因素，不论动物，还是植物、微生物，都有其母体，有其适宜的条件；非生物的产生，也必然有其原料及产生条件。其次，有克其者，有许多制约、克制其生长的因素。生、长、壮、老、已，是世间万物必由之路，不可能有生无死，助长、促进及制约、克制他的因素从始至终，无时不在。再者，事物产生之后，也必然有许多由于他而产生的东西，有许多他所资生、助长、促进的东西。同时，也有他所制约、克制的东西。就这样，事物从其产生之日起，就与周围事物建立了普遍的联系，并不断发展，生克关系是事物的固有的基本属性，伴随其于始终。

五行生克制化是对辩证唯物主义中普遍联系规律、对立统一规律的原始朴素认识，具体体现于"五"与"二""一"之中。

五行相生相克，是从自然界的变化来认识的。学习五行，不能把它看成呆板的五种物体，而是特性。古人最早是认识一年五季的变化之间的复杂关系。《内经》把它沿用过来认识人体，那么人体五脏之间、六腑之间、五官之间、五体之间，也就根据五行这个相生相克的理论去认识它的变化。

4.2 五行的时空观

4.2.1 五行在时间上曲折前进

单论每一事物的五行关系，随着其生长壮老已，以其为核心的五行关系网也由小到大至终，之后则代之以其后辈的发展，这样，延续不断，每代都由小到大至终，曲折前进。从整体上来说，是程序性地向前推进。在这曲折发展的长链上，每一辈都有其固定的位置，起承前启后的作用，整个长链环环紧扣，后发生者在其前辈基础上进行。形象地说，如果把正在发生的用亮点来表示，把已发生的用灰色来表示，把未发生的用青色来表示，就可以发现，亮点随着时间前进而不断地从灰带向青带移动，整个条带为螺旋状。

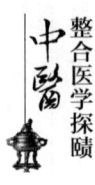

4.2.2 五行在空间上的无限可分性及层次性

五行中的各行，随着认识的深化又可在更微观的空间中分出五行来；随着认识视野的开阔又可在更宏观的空间中将原先分属五行的一些事物统一为一行。可以说，我们的观察对象有多小，我们认识的五行关系就有多么微观；我们的观察对象有多大，我们认识的五行关系就有多大。因此，五行有很大的拓展性，理论上可以向微观和宏观两个方向无限地拓展。

在实际中，五行有层次性，这是由其观察对象的层次性决定的。观察对象大，其五行关系网也较宏观；观察对象小，其五行关系网也较微观。其微，可至器官、组织、细胞，乃至基因；其宏，可至人体、社会，乃至宇宙。下面简要地从分子生物学角度谈谈五行生克模式。

4.3 五行生克模式与基因

以前我们一直把五行关系理解为在一平面上的一闭环状循环结构，生生克克，往复无穷，而实际上，这只是对于较低等的运动形式而言；对于像人体这样较复杂的生命运动，仍这样解释就很牵强。可以发现，如果将阴阳五行综合，并润之以若干个拷贝，就是阴阳五行双环，这与大肠杆菌等低等生物的环状 DNA 结构很相似；将其环打开，并向两端延伸，就成为类似人类等高等生物 DNA 双链的螺旋状开放的立体结构，我们称之为阴阳五行双链模式。下面本文借用一些现代分子生物学理论，对阴阳五行双链结构做一简单的描述。

4.3.1 双链中每一条单链内的五行关系

从分子生物学角度来说，双链结构中最基本的功能单位，即 DNA 中具有生物学效应的片段，是基因。基因有结构基因、启动子、增强子、终止子、顺式作用元件等之分，而用我们的五行学说来看，基因之间的关系不外乎五类：对于某一基因来说，不外乎生我、我生、克我、我克及同行五种关系。对于某一结构基因来说，有促进其表达的启动子等，即生我；亦有抑制其表达的终止子等，即克我；同时它被激活后，亦必然有它所促进其表达的基因，即我生；也必然有它所抑制其表达的基因，即我克。同理，对于某一启动子、终止子等均有其生我、我生、克我、我克者。

这种五行关系如：木→火→土→金→水→木，每运行一周之后，就又会走到同行，看似又回到从前，其实同行而不同位，亦不同辈，这是在时间及空间上依次的程序性的表达。只有在前者表达的基础上，才会有后者的表达；后者的表达是前者的延续、发展，并不是简单重复。

4.3.2 双链的相互关系

双链结构中二链一阴一阳，一主一从，相随相伴。一般情况下，每条链上的每一单位（设为本我）与对面链上最近的单位，必是生我或我生；如果是克我或我克，就代表着双链局部的解链、分离，接着便是复制或转录；如果是同行，则表示该细胞中有完全相同的两套染色体，是细胞分裂的开始。

只有整合性地理解气、阴阳、五行，才能以海纳百川之胸怀吸取所有可取的精华来充实自己，更好地为人类健康事业服务。

5　关于象思维的整合性思考

> 孔德之容，唯道是从。道之为物，惟恍惟惚。惚兮恍兮，其中有象；恍兮惚兮，其中有物；窈兮冥兮，其中有精；其精甚真，其中有信。
>
> ——《道德经》第二十一章

"象"是中国传统文化乃至中医学中一个重要的概念。由于汉字在符号化中保留着象形的根基，与中国传统文化对"象"的重视，决定了中国传统思维具有明显的取象性。王夫之《周易外传》说："盈天下而皆象矣。《诗》之比兴，《书》之政事，《春秋》之名分，《礼》之仪，《乐》之律，莫非象也，而《易》统会其理。"

象思维活跃在中国古代哲学、文字、科学、艺术等中华文化的各个领域。《周易》以"观象制器"的命题来解说中国文化的起源；中国文字以"象形"为基础推演出自己的构字法；中医倡言"藏象"之学；天文历法讲"观象授时"；中国美学以意象为中心范畴，将"意象具足"作为普遍的审美追求……象以及与之相关的象思维，与《黄帝内经》理论的建构也有着十分密切的关系。

象思维可以帮助我们明理，可以用于诊断，可以用于治疗。

5.1 象思维有助于明理

朱建军在《意象对话心理学与中医》中指出，西方现代科学惯用的是逻辑思维，逻辑思维的基本符号是概念，由概念而构成一些命题，由命题构成理论。概念、命题、理论形成的过程，如同零件组装为机器，是机械化的过程。逻辑思维更适用于研究无生命。中医学的思维方式是意象思维，其基本符号是象，中医学是意象医学，意象思维更适合于研究生命。意象思维符合三易之理。《黄帝内经》应用象思维构建了中医的理论基础。

5.1.1 中医象思维符合不易、变易、简易之理

中医象思维符合易思维，郑玄在《易赞易论》中说："易一名而含三义：易简，一也；变易，二也；不易，三也。"即变易之象，简易之理，不易之道。

变易是生命之象的高度概括。世界万事万物不断地在变化着。《易·系辞下》曰："易之为书也不可远，为道也屡迁，变动不居，周流六虚，上下无常，刚柔相易，不可为典要，唯变所适"。《易纬·乾凿度》曰："变易也者，其气也。天地不变，不能通气"。变易是生命的基本属性，生命不息，变化不止。生命的变化是由内在而始的，如《素问·五常致大论第七十》云："根于中者，命曰神机，神去则机息。"生命的内在变化使得生命有着生长壮老已的不同阶段。

简易指世界万物虽错综复杂、变化万千，而其还是有着内在的规律可认识的，其理又非常简单，如《易·系辞上》曰："易简而天下之理得矣"，"《易》无思也，无为也，寂然不动，感而遂通天下之故"。世间无论如何玄奥

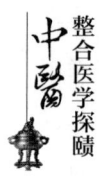

的事物，当我们的智慧足够了解他之后，就会变得平常、平凡而又简单。中医学中则简以六经、五行、阴阳学说、气一元论等来认识人的生理、病理等。

不易，基本有两层含义，一是指"道"。俗话说，万变不离其宗，任何事物不断变化，而其根本的部分是不会变的。如《道德经·四十二章》所言："道生一，一生二，二生三，三生万物。"所有的变化都是由道而生的，不断变化的部分显现为各种各样的象；无形、恒定不变的是为道。不易的另一层含义是指定位。《易·系辞上》云："天尊地卑，乾坤定矣。卑高以陈，贵贱位矣。动静有常，刚柔断矣。"《易纬·乾凿度》曰："不易也者，其位也。天在上，地在下；君南面，臣北面；父坐子伏，此其不易也。"天地和宇宙万物的位置一旦确定，就不会再改变，不论如何运行，也不会超出这个范围。曾子曾说"君子思不出其位"，定位观念，提示我们处于不同的位置，扮演不同的角色，就会有着不同的想法，持有不同的观点，进行着不同的行动。其实也揭示了无法避免的观察者效应。

5.1.2 《黄帝内经》应用象思维构建了中医的理论基础

《黄帝内经》通过对"象"的把握来认识人体生理、病理变化，进而形成自身独具特色的理论体系。《黄帝内经》以不易之道，究变易之象，阐简易之理。主要是以与阴阳五行有应合关系的象为依据，来理解人身构造和生命机理，着眼于探索人身生命之象的规律，因而无论在生理病理还是临床治疗上，都着重把人身看作一个自然之象的流程。象思维的应用，反映于《黄帝内经》理论体系建构的多个方面。

中医藏象学说对脏腑生理功能与特点、气血循环与作用的认识，以及经络系统的建构，都借用了象思维的方法。概而言之，可分为以下几个方面。

5.1.2.1 构建藏象系统

《素问·五脏生成》说："五脏之象，可以类推。"通过对"象"的类比推理,《黄帝内经》将人体五脏六腑与形体官窍、生理心理活动,乃至自然界的物象也联系起来,构成了中医学的藏象系统。如《素问·阴阳应象大论篇第五》论肝藏象言:"东方生风,风生木,木生酸,酸生肝,肝生筋,筋生心,肝主目……神在天为风,在地为木,在体为筋,在脏为肝,在色为苍,在音为角,在声为呼,在变动为握,在窍为目,在味为酸,在志为怒。"此段即以五行为框架,将五脏、四时、五方、五气、五味、五色、五体、五官、五志等联系在一起,从而构建了中医的肝藏象理论。

5.1.2.2 阐释脏腑功能

中医学对脏腑生理功能的认识,也多借用象思维以推论。如《素问·灵兰秘典论篇第八》将人体脏腑与社会系统相类比,不仅说明五脏六腑是统一和谐的整体,同时也阐述了五脏六腑的主要生理功能及地位,指出:"心者,君主之官也,神明出焉。肺者,相傅之官,治节出焉。肝者,将军之官,谋虑出焉。胆者,中正之官,决断出焉。膻中者,臣使之官,喜乐出焉。脾胃者,仓廪之官,五味出焉。大肠者,传道之官,变化出焉。小肠者,受盛之官,化物出焉。肾者,作强之官,伎巧出焉。三焦者,决渎之官,水道出焉。膀胱者,州都之官,津液藏焉,气化则能出矣。凡此十二官者,不得相失也。故主明则下安,以此养生则寿,殁世不殆,以为天下则大昌。主不明则十二官危,使道闭塞而不通,形乃大伤,以此养生则殃,以为天下者,其宗大危,戒之戒之。"

《素问·六节藏象论篇第九》则借用自然界气候、物候的特点以说明五脏的生理功能及其特点,"帝曰:藏象何如?岐伯曰:心者,生之本,神之变也,其华在面,其充在血脉,为阳中之太阳,通于夏气。肺者,气之本,魄之处也,其华在毛,其充在皮,为阳中之太阴,通于秋气。肾者,主蛰,封藏之本,精之处也,其华在发,其充在骨,为阴中之少阴,通于冬气。肝者,罢极之本,魂之居也,其华在爪,其充在筋,以生血气,其味酸,其色苍,此为阳中之少阳，通于春气。脾胃大肠小肠三焦膀胱者，仓廪之本，营之居也，名曰器，能化糟粕，转味而入出者也；其华在唇四白，其充在肌，其味甘，其色黄，此至阴之类，通于土气。凡十一藏，取决于胆也。"

在藏象理论中，五脏、六腑、奇恒之腑都具有自己的生理特点，而对这些生理特点，同样是通过类比思维来认识的。如《素问·五脏别论》言："脑髓骨脉胆女子胞，此六者，地气之所生也，皆藏于阴而象于地，故藏而不泻，名曰奇恒之腑。夫胃大肠小肠三焦膀胱，此五者，天气之所生也，其气象天，故泻而不藏，此受五脏浊气，名曰传化之腑，此不能久留，输泻者也。"此段原文即以天地的"藏泻"特点为依据，推论出奇恒之腑像大地之包纳收藏，贮藏阴精；传化之腑像天体之运转不休，不断地传化水谷。

5.1.2.3　推论气血运行

《黄帝内经》从总体上提出气血循环的理论。中国古人很早就认识到宇宙万物有着周而复始的环周运动，并将其概称为"圜道观"。圜道，即循环之道。圜道观认为宇宙万物有着周而复始的环周运动，一切自然现象和社会人事的发生、发展、消亡，都在环周运动中进行。

中国古人很早就认识到事物的环周运动，《夏小正》中已记述了物候、天象和农事活动的许多周期变化。《周易》之名称本身就与循环变易有关，并首次以明确的文字形式结合卦象将循环的观点自觉地表述出来，所谓"无平不陂，无往不复"，"反复其道，七日来复"。《老子》二十五章论"道"之特性为"独立而不改，周行而不殆"。《庄子·齐物论》则云："彼是莫得其偶，谓之道枢。枢始得其环中，以应无穷。"《荀子·王制》也云："始则终，终则始，若环之无端也，舍是而天下以衰矣……始则终，终则始，与天地同理。"《吕氏春秋·圜道篇》提出了圜道的概念，并对圜道观展开论述说："日夜一周，圜道也；月躔二十八宿，轸与角属，圜道也；精行四时，一上一下各与遇，圜道也；物动则萌，萌而生，生而长，长而大，大而成，成乃衰，衰乃杀，杀乃藏，圜道也；云气西行云云然，冬夏不辍，水泉东流，日夜不休，上不竭，下不满，小为大，重为轻，圜道也……"可见圜道观无疑是中国传统文化中最根本的观念之一。

《黄帝内经》也以"圜道观"为依据，明确提出了"经脉流行不止，环周不休"（《素问·举痛论篇第三十九》）的观点，只不过其论气血的循环，大多以胃为中心。如《灵枢·玉版第六十》言："人之所受气者，谷也。谷之所注者，胃也。胃者，水谷气血之海也。海之所行云气者，天下也；胃之所出气血者，经隧也。经隧者，五脏六腑之大络也。"《灵枢·五味第五十六》亦指出："谷始入胃，其精微者，先出于胃之两焦，以溉五脏，别出两行，营卫之道。"这里认为胃为气血之源头，并借助海之行云气于天下，推论胃之所出气血通过经隧而布散五脏六腑。而十二经脉首尾衔接的气血循环，则如《灵枢·经脉第十》所论，始于中焦，由肺手太阴之脉起，循十二经脉流注次序，而最后复归于肺，形成气血的循环圈。如此，终而复始，与天地同纪。

后世提出胃的支脉络于心，大概也与此有关。如徐彬《金匮要略论注》中曰中风："至入腑，腑邪必归于胃，胃为六腑之总司也。于是风入胃中，胃热必盛，蒸其津液，结为痰涎，气壅隧道，胃之支脉络心者，才有壅塞，即堵其神气出入之窍，故不识人。试观……俗做陈搏，按住颈间两人迎脉气，即壅逆不识人。人迎者，胃脉也，则不识人之由胃气壅，不信然哉！"这里也借助象的联系来论证疾病状态下病机的变化。

对气血运行的病理变化，《黄帝内经》也借用象思维来认识。如《素问·离合真邪论篇第二十七》即借用气候变化对江河之水的影响，推论六淫邪气对经脉气血的影响，指出："天地温和，则经水安静；天寒地冻，则经水凝泣；天暑地热，则经水沸溢；卒风暴起，则经水波涌而陇起。夫邪之入于脉也，寒则血凝泣，暑则气淖泽，虚邪因而入客，亦如经水之得风也，经之动脉，其至也亦时陇起。"韦协梦《医论三十篇》则用河水的运动以说明气的

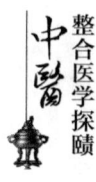

运动曰:"气不虚不阻……譬如江河之水,浩浩荡荡,岂能阻塞?惟沟浍溪谷水浅泥淤,遂至壅遏。不思导源江河,资灌输以冀流通,惟日事疏凿,水日涸而淤如故。古方金匮肾气汤乃胀满之圣药,方中桂、附补火,地、薯补水,水火交媾,得生气之源,而肉桂又化气舟楫,加苓、泻、车、膝为利水消胀之佐使,故发皆中节,应手取效。"其对气虚的病机、治法及金匮肾气汤的组方原理,应用象思维的方法做了形象而微妙的阐述。

5.1.2.4 阐述阳气生理

《黄帝内经》对阳气生理的认识,常借用太阳作为类比推理的模型,如《素问·生气通天论篇第三》说:"阳气者,若天与日。失其所则折寿而不彰,故天运当以日光明。"此即将阳气与太阳相比,一方面从太阳的发光、发热等,推论出阳气具有温煦、蒸化及"阳因而上,卫外者也"等作用;另一方面,可根据日出日落来推论人体内阳气的消长规律。如《素问·生气通天论篇第三》说:"阳气者,一日而主外,平旦人气生,日中而阳气隆,日西而阳气已虚,气门乃闭。"《灵枢·营卫生会第十八》亦指出:"日中而阳陇为重阳,夜半而阴陇为重阴……夜半为阴陇,夜半后而为阴衰,平旦阴尽而阳受气矣。日中为阳陇,日西而阳衰,日入阳尽而阴受气矣。"即阳气的昼夜消长与太阳的昼夜运动周期同步,而这无疑是通过对太阳的观察,类推及人的结论。

太阳,在古代是对人类影响最大的自然物。通过对太阳的观察,古人不仅推知阳气的生理作用,同时也推出很多理论,其中较有影响的当为朱丹溪的"阳有余阴不足论"及张介宾的"大宝论"。从同一对象出发,竟然推出几乎两种截然不同甚或矛盾的观点。这是因为象思维具有联想性特点,从同一对象的不同属性或作用出发,可以联想到不同的事物或现象,而产生不同的结论。朱丹溪《格致余论·阳有余阴不足论》言:"天地为万物母。天,大也,为阳,而运于地之外;地,居天之中,为阴,天之大气举之。日,实也,亦属阳,而运于月之外;月,缺也,属阴,禀日之光以为明者也。人身之阴气,其消长视月之盈缺。"朱丹溪将日月相比,从日常圆推出阳常有余,从月之盈缺推出阴常难成。而张介宾《类经附翼·大宝论》说:"凡万物之生由乎阳,万物之死亦由乎阳。非阳能死物也,阳来则生,阳去则死矣。试以太阳证之可得其象。夫日行南陆,在时为冬,斯时也,非无日也,第稍远耳,便见严寒难御之若此,万物凋零之若此。然天地之和者,唯此日也;万物之生者,亦唯此日也。设无此日,天地虽大,一寒质耳。人是小乾坤,得阳则生,失阳则死。"如此,张介宾从太阳的唯一性出发,即"天之大宝,只此一丸红日",而推出"人之大宝,只此一息真阳"。双方的类比对象虽然相同,但出发点、推理过程皆不同,得出的结论自然也不尽相同。

《素问·阴阳应象大论篇第五》还以自然界天地之气的升降推论人体清阳、浊阴的升降运动,指出:"故清阳为天,浊阴为地;地气上为云,天气下为雨;雨出地气,云出天气。故清阳出上窍,浊阴出下窍;清阳发腠理,浊阴走五脏;清阳实四肢,浊阴归六腑。"张介宾注云:"所以先举云雨为言者,正欲示人以精气升降之如此。"由此又可以推论出相关的病机和治法,如清阳不能出上窍,则可导致耳目不聪,治疗须用益气升阳之法;清阳不能发腠理,则可导致表虚不固自汗或易感冒,治疗当用益气固表之法等。

5.1.2.5 建构经络理论,阐释气血多少

经络学说是中医学的组成部分之一,在经络学说中,也运用了象思维来建构和阐释其理论。如经脉之数定为十二,就是从天人合一的类比推理而来,《素问·阴阳别论篇第七》说:"人有四经、十二从……四经应四时,十二从应十二月,十二月应十二脉。"《灵枢·阴阳系日月第四十一》并具体论述了十二月与十二脉的对应关系。即以经脉配十二月建立经脉循环,则经脉在数量上需要满足十二条,故经脉之数不足十二时,则将原先五脏中的心脏分为心与心包络,以凑足其数。而当经脉之数超过十二时,三阴三阳分类已不能

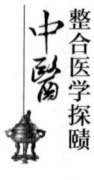

容之,则另立奇经八脉以统之。《灵枢·海论第三十三》还根据九州之中有东南西北四海,推论人体也有四海:"人亦有四海,十二经水。经水者,皆注于海。海有东西南北,命曰四海。黄帝曰:以人应之奈何?岐伯曰:人有髓海,有血海,有气海,有水谷之海,凡此四者,以应四海也。"在这里还涉及自然界有十二条主要河流,人身则有十二条经脉的类推。

其实经络理论建构很重要的一个方面即取象于自然界的水系,如经、络、支、别等词语即源于水系。诚如《管子·度地》曰:"水有大小,又有远近。水之出于山而流入于海者,命曰经水;水别于他水,入于大水及海者,命曰枝水。""故圣人之处国者,必于不倾之地,而择地形之肥饶者。乡(向)山,左右经水若泽,内为落渠之写(泻),因大川而注焉。"《太素·十二水》明确指出:"一州之内凡有十二水,自外小山小水不可胜数。人身亦尔,大脉总有十二,以外大络小络亦不可数。"《论衡·书虚》言:"夫地之有百川也,犹人之有血脉也。血脉流行,泛扬动静,自有节度,百川亦然。其朝夕往来,犹人之呼吸气出入也。天地之性,上古有之。经曰江、汉朝宗于海。"

经络学说的建构也以树为喻,说明人体远隔部位间诊疗关联的脉和络,其本质特征在于本末相应,十二经脉之本皆位于手足,而末"应"于头面躯干,脉的方向是从本到末,具体内容见于有关标本根结、本输、标输的阐述之中。

《黄帝内经》对十二经之血气多少的阐述,也使用了象思维。《灵枢·经水第十二》根据"经脉十二者,外合于十二经水,而内属于五脏六腑。夫十二经水者,其有大小深浅广狭远近各不同,五脏六腑之高下小大、受谷之多少亦不等"的原理,具体阐述了十二经脉与十二经水的对应关系,应用类比推理的方式,将人身的十二经脉与十二条河流相类比,借河流之大小、水量之多少、源流之长短远近,说明"十二经之多血少气,与其少血多气，与其皆多血气，与其皆少血气，皆有大数"(《灵枢·经水第十二》)。在临床应用时，根据"其源流远近固自不同"，"而刺之浅深，灸之壮数，亦当有所辨也"(《类经·经络》)。其他如五输穴的阐述等，也借用象思维以推论。

5.2 象思维可以用于诊断

中医诊断以司外揣内为基本方法，即观察外在的病理现象（症状、体征等），以推测内脏的变化。而此基本方法的建立，则是源自于象思维的推论。《灵枢·外揣第四十五》说："日与月焉，水与镜焉，鼓与响焉。夫日月之明，不失其影；水镜之察，不失其形；鼓响之应，不后其声。动摇则应和，尽得其情。"通过"日月""水镜""鼓响"三种具体事物之间的关系，取象类推得出了"动摇则应和，尽得其情"的事理，而人之"内外相袭，若鼓之应桴，响之应声，影之应形"。即"有诸内者必形诸外"，因此可用司外揣内的方法诊察疾病。司外揣内的方法，必然着眼于患者所表现出的各种病理现象，而对"象"的认识，自然离不开象思维的方法。故《素问·示从容论》说："夫圣人之治病，循法守度，援物比类。"《素问·五脏生成》也指出："夫脉之大小滑涩浮沉，可以指别；五脏之象，可以类推；五脏相音，可以意识；五色微诊，可以目察。能合脉色，可以万全。"中医临床诊断疾病的过程，正是在象思维方法的引导下，根据望、闻、问、切所获得的资料（象），通过相关的物象或意象以达到认识病证规律（道象）的过程。

5.2.1 望诊

《灵枢·邪气脏腑病形》认为："十二经脉，三百六十五络，其血气皆上于面而走空窍。"故通过面部色泽的变化，可以诊察脏腑的虚实，气血的盛衰。

从象思维的角度而言，首先体现在以五行之象来确定病位。如《灵枢·五色》说："以五色命脏，青为肝，赤为心，白为肺，黄为脾，黑为肾。"即从五色之不同以推断病变所在之脏腑。

《素问·刺热篇》则以五行方位论病位，指出："肝热病者左颊先赤，心热病者颜先赤，脾热病者鼻先赤，肺热病者右颊先赤，肾热病者颐先赤。"

其次，取具体物象以阐述善色与恶色。如《素问·脉要精微论》说："赤欲如白（帛）裹朱，不欲如赭；白欲如鹅羽，不欲如盐；青欲如苍璧之泽，不欲如蓝；黄欲如罗裹雄黄，不欲如黄土；黑欲如重漆色，不欲如地苍。"《素问·五脏生成篇》也有类似的论述。通过取象揭示了善色（即原文所言"欲如"之色）的特征是色泽明润光泽，含蓄不露，是脏腑精气未衰的征象；恶色（即原文所指"不欲"之色）的特征是色泽晦暗枯槁，或过分暴露不藏，是脏腑精气衰竭的象征。同时提示出望色的要领在于五色皆以明润含蓄为顺，枯槁暴露为逆。

5.2.2 脉诊

脉诊是中医学独特的诊断方法，是指医生用手指切按患者动脉，根据脉动应指的形象，以了解病情，辨别病证的诊察方法。脉象是脉诊中最难把握的内容，素有"心中易了，指下难明"之感叹。故对脉象的认识必须借助于大量的物象加以形象的描述，如《素问·平人气象论》论四时五脏的平、病、死脉之象，即借助于日常生活中的大量物象，如论肝的平、病、死脉说："平肝脉来，耎弱招招，如揭长竿末梢，曰肝平，春以胃气为本。病肝脉来，盈实而滑，如循长竿，曰肝病。死肝脉来，急益劲，如新张弓弦，曰肝死。"这里以高举长竿末梢、触摸竿身、新张弓弦，形象地说明了肝的平、病、死脉的脉体形象。

脉象的名称也往往借助于一定的象来表达与认识，如浮、沉、洪、滑、弦等，特别是怪脉之釜沸脉、鱼翔脉、虾游脉、屋漏脉、雀啄脉、解索脉、弹石脉、偃刀脉、转豆脉、麻促脉，无一例外均是象思维的产物。

中医学在天人合一思想的指导下，认为人的生命活动与自然变化相应，脉象也有四时相应的变化，《素问·脉要精微论》说："春日浮，如鱼之游在波；夏日在肤，泛泛乎万物有余；秋日下肤，蛰虫将去；冬日在骨，蛰虫周密，君子居室。"即以形象化的手段描述了四时正常的脉象变化。《素问·玉机真脏论》则根据五行学说，提出四时的脉象为"春脉如弦""夏脉如钩""秋脉如浮""冬脉如营"。这里则以比较具体的象来说明比较抽象的象。通过比喻来揭示两者的共性，亦即"春脉"的本质。其他季节脉象的形成，也当如此。

诊脉以分候脏腑，最早当为《素问·三部九候论》所论上、中、下各有天、地、人的分经诊脉法，即在了解诊脉部位所属经脉的基础上，察其何处独异，而辨别病变所在的脏腑经络。《灵枢·禁服》则提出了"人迎寸口诊脉法"，以"寸口主中（内），人迎主外"，若"人迎大一倍于寸口，病在足少阳，一倍而躁，在手少阳。人迎二倍，病在足太阳，二倍而躁，病在手太阳。人迎三倍，病在足阳明，三倍而躁，病在手阳明。""寸口大于人迎一倍，病在足厥阴，一倍而躁，在手心主。寸口二倍，病在足少阴，二倍而躁，在手少阴。寸口三倍，病在足太阴，三倍而躁，在手太阴。"这种三阴三阳、五脏六腑完全相配的诊脉方法，无疑源自于阴阳推论，其立足于阴阳对比与上下划分的取脉方式，又为《难经》及后世寸口脉分候脏腑奠定了基础。《难经·十八难》说："三部者，寸、关、尺也；九候者，浮、中、沉也。上部法天，主胸以上至头之有疾也；中部法人，主膈以下至脐之有疾也；下部法地，主脐以下至足之有疾也。"即两手寸口脉的前部之所以候心、肺，是因为这两个脏器位于人体的最上部；中间的左右关脉分候肝、脾，是由于这两个脏器位居人体的中部；最后的尺脉则对应人体最下部的两肾。可见脉象分候脏腑病位，基本上是根据部位的对应关系取象模拟而来。

5.2.3 声象

听声音是中医闻诊的主要内容，即通过听辨患者言语气息的高低、强弱、清浊、缓急变化，以及脏腑病理变化所发出的异常声响，来判断疾病的病位及寒热虚实等。与西医诊断相比较而言，中医学则十分重视疾病状态下的声象变化，而且有着详细的观察体验。

《素问·阴阳应象大论》首先提出了五脏肝、心、脾、肺、肾，各有对应的声象即呼、笑、歌、哭、呻，故据此声象的变化可以诊断相关脏之病症，如《医宗金鉴·四诊心法要诀》说："肝呼而声急，肝声失正，故知病生肝也。心笑而声雄，心声失正，故知病生心也。脾歌而声漫，脾声失正，故知病生脾也。肺哭而声促，肺声失正，故知病生肺也。肾呻而低微，肾声失正，故知病生肾也。"

中医对声象的观察体验可谓细致入微，因此常要借助于各种日常生活之象加以描述。如咳嗽，中医学家见此声象不仅可以判断病位在肺，还要进一步分辨其声象的差异，以判别病证之寒热虚实等。若咳声重浊沉闷，是寒痰湿浊停聚，为实证；咳声轻清低微，多因肺气虚损，属虚证；咳声不扬，痰稠色黄，为热证；咳有痰声，痰多易咯，属痰湿阻肺；干咳无痰，多属燥邪犯肺；咳声短促、阵发，发则连续不断，咳声终止时作鹭鸶叫，为百日咳；咳声如犬吠，伴有语声嘶哑，多见于白喉。

5.2.4 梦象

梦象是对人睡梦中出现的影像、声音及自身思考或感觉的描述，能够在一定程度上反映人体健康状况。对梦象的辨识一方面可以反映患者的病变部位及病变的性质,另一方面可以预示疾病的发展演变。

《素问·脉要精微论》《素问·方盛衰论》与《灵枢·淫邪发梦》都有关于询问梦象诊断疾病的记载,犹以《灵枢·淫邪发梦》论述较为全面。《灵枢·淫邪发梦》谓:"黄帝曰:愿闻淫邪泮衍,奈何?岐伯曰:正邪从外袭内,而未有定舍,反淫于脏,不得定处,与营卫俱行,而与魂魄飞扬,使人卧不得安而喜梦。"指出梦象的产生与魂魄有关。进而具体分析了一些梦象的病机,指出:"阴气盛,则梦涉大水而恐惧;阳气盛,则梦大火而燔灼;阴阳俱盛,则梦相杀。上盛则梦飞,下盛则梦堕;甚饥则梦取,甚饱则梦予;肝气盛则梦怒,肺气盛则梦恐惧、哭泣、飞扬,心气盛则梦善笑恐畏,脾气盛则梦歌乐、身体重不举,肾气盛则梦腰脊两解不属……厥气客于心,则梦见丘山烟火;客于肺,则梦飞扬,见金铁之奇物;客于肝,则梦山林树木;客于脾,则梦见丘陵大泽,坏屋风雨;客于肾,则梦临渊,没居水中;客于膀胱,则梦游行;客于胃,则梦饮食;客于大肠,则梦田野;客于小肠,则梦聚邑冲衢;客于胆,则梦斗讼自刳;客于阴器,则梦接内;客于项,则梦斩首;客于胫,则梦行走而不能前,及居深地窌苑中;客于股肱,则梦礼节拜起;客于胞,则梦溲便。"可见《黄帝内经》将梦象与阴阳、五行、六淫、七情、藏象、脉象有机结合起来,形成了较为系统而完善的梦象理论。

5.3 象思维可以用于治疗

象思维不仅在中医理论建构中有着重要的作用,而且在中医临床实践中也发挥着重要的影响。象思维在治则治法中的应用不仅表现于《内经》治病求本、将治法与治国或兵法相类比、因势利导等方面,也助后世开启了许多奇思妙法。

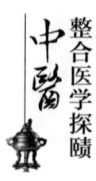

5.3.1 治病求本

治病求本是中医治疗疾病的根本大法,强调治病必须首先探求疾病的根本。《素问·阴阳应象大论》云:"阴阳者,天地之道也,万物之纲纪,变化之父母,生杀之本始,神明之府也,治病必求于本。"张志聪注释说:"本者,本于阴阳也。人之脏腑气血,表里上下,皆本乎阴阳,而外淫之风寒暑湿,四时五行,亦总乎阴阳之二气。至于治病之气味,用针之左右,诊别色脉,引越高下,皆不出乎阴阳之理。"(《素问集注·卷二》)即认为阴阳是天地、万物变化、生杀的根本,由此而类推出阴阳也是疾病发生的根本,故治病必求于阴阳。

5.3.2 治病与治国或兵法相类比

《黄帝内经》也常将治病与治国或兵法相类比,如《灵枢·师传》以治家治国与治病作类比,指出治国与治病"未有逆而能治之也,夫惟顺而已矣",强调了能否按照疾病的规律施治是治疗成败的关键。《灵枢·逆顺》则以兵法类比治法,指出:"兵法曰:无迎逢逢之气,无击堂堂之阵。刺法曰:无刺熇熇之热,无刺漉漉之汗,无刺浑浑之脉,无刺病与脉相逆者。"通过类比提出在病邪亢盛时不可急于用针,应该待其邪势稍退,方可刺之的治疗策略。

5.3.3 因势利导

因势利导,也是中医重要治则之一,它是指在治疗疾病的过程中,综合考虑诸种因素,顺应病位、病势特点,以及阴阳消长、脏腑气血运行的规律,把握最佳时机,采取最适宜的方式加以治疗,以最小的治疗成本达到最佳的疗效。

因势利导涉及正气抗邪、气机升降、脏腑苦欲喜恶、经气运行、天时阴阳消长、天时五行变化、月相盈亏变化、地理差异以及患者体质情欲之势等，其中多采用象思维的方法加以推论。如《灵枢·逆顺肥瘦》所云："临深决水，不用功力，而水可竭，循掘决冲，而经可通也。此言气之滑涩，血之清浊，行之逆顺也。"张介宾注谓："水有通塞，气有滑涩，血有清浊，行有逆顺。决水通经，皆因其势而利导之耳。宜通宜塞，必顺其宜，是得自然之道也。"(《类经·针刺类》)《黄帝内经》原文及张氏注文，从自然之理类推疾病过程中正邪交争之势，顺势而治，达到以最小功力而收最大功效的目的。

周学海《读医随笔》论其具体应用说："凡风寒湿热散漫于周身之腠理者，无聚歼之术也，则因其散而发之；痰血水湿结积于胃与二肠、膀胱之内者，已属有形，势难消散，则因其聚而泄之渗之；邪在上脘，愠愠欲吐，是欲升不遂也，则因而吐之；邪在大肠，里急后重，是欲下不畅也，则因而利之。此顺乎病之势而利导之治也。"即强调祛邪应顺应正气抗邪之势，就近而治，以最便捷的方式导邪外出。由上可见，中医顺势治疗，多是以象思维为工具，援自然之理以入医学的。

5.3.4 后世医家应用象思维奇思妙法举隅

后世医家在临床实践中常常用象思维的方法，而能独辟蹊径，手起沉疴。如清初名医喻昌在治疗痢疾时，提出"逆流挽舟"之法，即是将脾胃清气类比为舟叶，因暑湿热三气胶结不解，由表入里，以致下痢不止，里急后重，正如逆水行舟，不进则退的情形。欲使舟叶前行，必大力以挽之。故清气下陷，三气入里之痢疾，治以活人败毒散，用人参之"大力者负荷其正驱逐其邪"(《医门法律·热湿暑三气门》)。此即取物象思维的典型案例。

喻昌善用象思维，如根据鱼介之同气相求，类比人体之阴阳二气相吸，提出"蓄鱼置介法"。指出："治本一法，实有鬼神不觑之机，未可以语言形

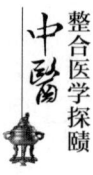

容者，姑以格物之理明之。蓄鱼千头者，必置介类于池中，不则其鱼乘雷雨而冉冉腾散。盖鱼虽潜物，而性乐于动，以介类沉重下伏之物，而引鱼之潜伏不动，同气相求，理通玄奥也。故治真阳之飞腾屑越，不以鼋鳖之类引之下伏，不能也。"（《寓意草·金道宾后案》）根据此法，治疗时采用"上脱者，用七分阳药，三分阴药而夜服，从阴以引其阳；下脱者，用七分阴药，三分阳药而昼服，从阳以引其阴"（《寓意草·论金道宾真阳上脱之症》）。

吴瑭论外感与内伤的治疗，也借用象思维，如在《温病条辨·治病法论》中言："治外感如将，兵贵神速，机圆法活，去邪务尽，善后务细，盖早平一日，则人少受一日之害。治内伤如相，坐镇从容，神机默运，无功可言，无德可见，而人登寿域。治上焦如羽，非轻不举；治中焦如衡，非平不安；治下焦如权，非重不沉。"吴瑭用"将军"与"丞相"的职责和作用的不同，类比对外感与内伤的治疗方法的区别。另外，针对"上焦如雾""中焦如沤""下焦如渎"的特点，利用类比思维，提出相应的用药原则，而立一家之言。

5.4　通过意象对话诊治疾病

现代，心理学家朱建军、孙新兰开创了我国本土心理咨询与治疗方法——意象对话疗法，通过意象对话来助诊病及治疗。意象对话是一种心理咨询与治疗方法，不仅可用于对心理障碍的发现和治疗，而且还可以用于躯体疾病的诊断与治疗。

意象对话的基本方法为诱导患者进行自由的、开放的想象。这些想象的内容，会以一种象征性的方式反映出患者的心理问题。然后，治疗师将和患者一起改造、整合这些意象。意象改变之后，患者的心理、生理问题也会得到转化或解决。我们也可以结合《黄帝内经》中的意象思维来进行诊疗。

5.4.1 意象对话诊病

意象对话诊病，可以按照八纲辨证、脏腑辨证等中医辨证方法来进行，诊查寒热虚实，判断脏腑功能状态，为进一步治疗和预防提供依据。

意象对话诊病具体的步骤如下。

（1）准备

一个相对安静的环境。让患者保持一个放松的姿势，可以坐位、站位、躺位。嘱患者放松，可以闭上眼睛。

（2）注意力的调整（导入）

把注意力集中在有不适感的部位，或者有症状的部位，感受身体的不适感。没有不适感，也可以用意象进行身体扫描。

（3）意象的内容

可以想象一个作为观察者的自我，飞到身体有不适感的区域。

可以参考《黄帝内经》的相关内容进行意象，如《素问·灵兰秘典论篇第八》云："心者，君主之官也，神明出焉。肺者，相傅之官，治节出焉。肝者，将军之官，谋虑出焉。胆者，中正之官，决断出焉。膻中者，臣使之官，喜乐出焉。脾胃者，仓廪之官，五味出焉。大肠者，传道之官，变化出焉。小肠者，受盛之官，化物出焉。肾者，作强之官，伎巧出焉。三焦者，决渎之官，水道出焉。膀胱者，州都之官，津液藏焉，气化则能出矣。"进行意象的时候，可以想象来到心脏，观察一下"君主之官"是什么样的？会出现什么样的"象"？如果出现的人或动物灵动而健康，表明"心"的状态良好；如出现受伤的人或动物、破败的房子等则表明"心"的功能出现了问题。同理，可以进行肺、肝、胆等的意象。

通过意象对话诊病，了解了脏腑的情况，我们可以进一步进行意象对话治疗疾病。

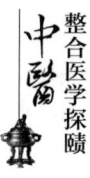

5.4.2 意象对话治疗疾病

在意象对话诊病的基础上，可以进一步引导患者改变意象中的情景，让这个情景转化为一个更美好、象征意义更好的情景，从而有助于疾病的减轻或痊愈。

意象对话治疗疾病具体的步骤如下（接意象对话诊病步骤）。

（1）接纳

孙新兰强调了意象对话中接纳的重要性，并提出了接纳的推荐引导词"我知道，你是我生命的一部分，无论你是什么样的，我都无条件爱你，无条件接纳你，无条件以你为荣……"，学者们可以参考创建符合实际情境的接纳引导词。

接纳之后，转化会自然发生。接纳与接受有着根本的不同：接纳更多地强调了主动地接纳，也强调了容纳性，顺其自然；而接受则含有承受的意思，更多地带有被动的含义在其中。

（2）整合

孙新兰更加强调了整合在意象对话中的重要性，强调来访者与正向意象的整合、正向意象与正向意象的整合、一对对偶关系的整合。

（3）导出与结束

结束时机尽可能选择积极的意象或意象的正向部分，并强调了回到现实层面的领悟。

意象疗法早在内经时代就已应用于疾病的预防，详见附录五气护身意象，可谓较早的意象疗法的应用。

6 医易相通话整合

《易经》作为中华文化的基石所在。不管是儒家,还是道家,均以《易经》为经典,奠定了中华文化深厚的基础。中华文化,是中医药得以生长、发展的土壤,中医药也得以反哺中华文化,可谓医易相通,共创辉煌。

6.1 中华文化中的整合思想探赜

中华文化以《易经》、《道德经》等为基础发展起来,其中许多地方体现了整合思想,我们试着从以下三个方面来探赜其整合思想:"为学日益,为道日损";圆道周流;"易无体"。

6.1.1 为学日益,为道日损

> 为学日益,为道日损。损之又损,以至于无为。无为而无不为。取天下常以无事,及其有事,不足以取天下。
>
> ——《道德经·第四十八章》

中国古人追求真理有两条途径：一是为道之路，上行推极道始；一是为学之路，下行生成万物。

6.1.1.1 为道之路

回顾我们在第1部分提到的契合之道，在心中只有丢失的斧子的人的眼中，所有的事情都与他丢失的斧子有关：那个人笑了，是不是笑我丢了斧子？那个人鬼鬼祟祟的，是不是偷了我的斧子？那个人在那里一动不动，一定是害怕我问他斧子的事情……而当我们走上"有""无"之辨的道路，已经为我们走上为道之路提供了可能。为道之路大体分为三步：先行"有""无"之辨，从"有"入"无"；继而从"有""无"入道；从而道法"自然"，此为上行之路。

6.1.1.1.1 "有""无"之辨

关于"有""无"之辨，《道德经》多处论及。

《道德经·第一章》云："无，名天地之始；有，名万物之母。故常无，欲以观其妙；常有，欲以观其徼。此两者，同出而异名，同谓之玄。玄之又玄，众妙之门。"

《道德经·第四十章》云："天下万物生于有，有生于无。"

《道德经·第十一章》云："三十辐共一毂，当其无，有车之用。埏埴以为器，当其无，有器之用。凿户牖以为室，当其无，有室之用。故有之以为利，无之以为用。"

"有""无"至少包含了以下四层意思：

（我们以户牖为室为例，来说明"有""无"之为利为用。室之利，在于有户牖等之"有"；而其用，则在于"无"。）

首先，有室之前，那一定是"无"，故曰"有生于无"。

其次，有室之前，虽然是"无"，但一定也要有制作"室"的材料、设想与空间等。"有"与"无"都要具备才可以，故为同出。

再次，有"室"之后，才能在此基础上不断生成并完善有关"室"的万物。故曰"天下万物生于有"。

最后，"有"与"无"之玄妙，可以入道。

6.1.1.1.2 从"有""无"入道

老子将"有""无"分作两个层次，是就思想推理活动由下而上所做的分别。如就两者的存在而言，两者的关系既为相包含而源起又为"同出"，则所谓"无"，实指"含有之无"。此"含有之无"，后来庄子称之为"有无"或"无有"。

《庄子·天地篇》云："泰初有无，无有无名；一之所起，有一而未形。"

《庄子·庚桑楚篇》云："天门者，无有也，万物出乎无有，有不能以有为有，必出乎无有，而无有一无有。"

庄子之立名使人在思想上更清楚一些。"含有之无"当然也可以说是"无"，但此"无"不纯净，因其中已隐然含有"有"；我们不妨这样说，"含有之无"中仅有"有"之潜能，尚未有"有"之显能。

《道德经·第二十五章》云："有物混成，先天地生。寂兮寥兮，独立不改，周行而不殆，可以为天下母。吾不知其名，字之曰道；强为之名曰大。""道"非"物"，言"物"是借以明"道"。"道"非"混成"，言"混成"亦是借以明"道"。"寂兮寥兮"言其为纯净形上。"独立不改"言其为永恒。"周行而不殆"言其流行。"可以为天下母"则言其有生生之用。

"道"与"含有之无"的区别，二者均为"无"，但后者之为"无"建立于与"有"之相对上，而前者则为绝对的"无"。或者可以这样说，"含有之无"是下以"有""无"之相对为基础而上止于"无"中含有"有"之潜能；而"道"之"无"则是下以"含有之无"为基础，而上入于"玄之又玄"的无际无终。总之，"道"在老子的向上推理活动中更高于"含有之无"，"道"的实义是内无滞碍、外无周际。

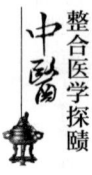

"道"是纯净的形而上的"无",由宇宙万物的立场论"道",它含有一切功能,但就"道"而论,则一切功能均未显现,湛然清澈,不可得而知,不可得而名,不可得而言。

我们可以看到老子推理向上到"道"这一层次,是纯净的绝对的"无",一个无周际、无始终的普遍存在,故老子说:"强为之名曰大。"当然,说到"强为之名曰大",仍然是着了思想上理智的阴影,真正的清明纯净应该是连"强为之名"的理智也无,但那一定是不知不觉不言,老子于此也只好说一句"玄之又玄"以尽其义了。

6.1.1.1.3 道法"自然"

《道德经·第二十五章》云:"人法地,地法天,天法道,道法自然。""自然"一名,《道德经》尚有多处可见。

《道德经·第十七章》云:"悠兮其贵言,功成事遂,百姓皆谓我自然。"

《道德经·第五十一章》云:"道之尊,德之贵,夫莫之命而常自然。"

《道德经·第六十四章》云:"是以圣人欲不欲,不贵难得之货,学不学,复众人之所过,以辅万物之自然而不敢为。"

老子特别说明"自然"的一章是《道德经·第二十三章》,其云:"希言自然,故飘风不终朝,骤雨不终日。孰为此者?天地。天地尚不能久,而况于人乎?故从事于道者,道者同于道,德者同于德,失者同于失。同于道者,道亦乐得之;同于德者,德亦乐得之;同于失者,失亦乐得之。信不足焉,有不信焉。"即言"自然"之"久"义,"飘风"与"骤雨"均非"自然",故均不能"久"。"自然"者,非如"飘风""骤雨"之可见可闻,然而却恒久存在,故言"希言"。自"故从事于道者,道者同于道"以下,老子以不着"自然"二字之笔,写"自然"之义,老子此一玄意,后来庄子以比喻的方式出之,使人较易于领会,《庄子·达生》曰:"夫醉者之坠车,虽疾不死。骨节与人同而犯害与人异,其神全也。忘足,履之适也。妄要,带之适也。知忘是非,心之适也。

不内变，不外从，事会之适也。始乎适而未尝不适者，忘适之适也。"

老子如此推重"自然"的思想理路何在呢？因为"道"已经是上推无际，入于"玄之又玄"了。"自然"二字，如实而言，并非一个名词，乃是形容词，它的含义是无因而然或本来如此，同于佛家的"法尔如是"，它是用来形容"道"的。

"道"尽管是纯净的"无"，尽管是不可道不可名，然而它仍可被勉强形容为"湛兮似或存"，为"无状之状，无物之象"。它终可以被肯定为"存在"。今此"存在"，既已向上入于"玄之又玄"已不能更向上推，但它是如何一个"存在"？依理，"自然"一义乃附于"道"而立，不可以高于"道"，但由于"自然"的意义全然在于感觉之外，一接触感觉便非"自然"，以此义来说明"道"之存在，远胜于"湛兮似或存""无状之状，无物之象"等，所以"自然"就成了"道"之代名词，由形容词变为名词之用了，"道法自然"由此而立。

总之，"自然"一义完全在"人"之外，"道"在"自然"一义之下，使人明白了"道"之"不可致诘"，此所以"道法自然"，而"自然"遂成了老子道家易的第一义。但"自然"毕竟是出身于形容"道"的形容词，它与"道"为一，为"道"之性，所以老子在论宇宙生成的时候，便从"道"起，而言"道生一，一生二……"不从"自然"起；虽不从"自然"起，言"道"即是"自然之道"。老子的推理上行至"自然"止，实已不得不止，如果再往上推思，一着力即不"自然"，可见也的确到了上行之极地。

极则反，也该下行的时候了。

6.1.1.2　为学之路

下行之路即是为学之路，也是宇宙万物生成之路。由"自然"向下展开，由"自然"见"道"，生一，生二，生三，生万物。

《道德经·第四十二章》云："道生一，一生二，二生三，三生万物。万物负阴而抱阳，冲气以为和。"

为学之路，知识一天天增加，从一，进而二，进而三……日积月累，可渐至识万物。"道生一"，此言"道"，即已括"道"之"自然"义。在向上推理中，推"道"之存在而得"自然"，但以"自然"为"道"之性，故向下讲宇宙万物之生成自"道"始，"道"即"自然之道"。"道"是以不纯净的"含有之无"的"无"为基础，向上推入于纯净的"无"，更推入于"玄之又玄"，"道"的极致是不可得而名的。老子言宇宙万物的生成，从超越乎"无"以上的"道"开始言"道生一"。"一生二"言绝对的"无"呈现为"无"与"有"的对立状态，也就是说，"含有之无"中此时显现出了它所含的"有"。"二生三，三生万物"，"有"之生于"无"，已成相对，为二。接下去，此"有"更做变化，"有"即《道德经·第六章》中的"天地根"生"天"、生"地"，遂合"无"为三，故云"二生三"。然后乾天坤地相交而生万物，故云"三生万物"。

为学之路也是从"一"而走向"多"之路。中国哲学自伏羲氏画八卦起，便将"一""多"之义融通于一个思想体系中。言"一"，其中已含有"多"；言"多"，其中已自有"一"在。虽然中国人论"道"，恒言"一"而罕言"多"，因为"多"是着眼于"道"之分别性，而"一"是着眼于"道"之整合性；着眼于"道"之分别性，则分无穷尽，物无穷尽，最后越走越入于细枝末节，将迷于物而不见"道"；着眼于"道"之整合性，则统万物而为一，得"道"之全体大用。是以"道"虽然为"一"也为"多"，然而孔、孟、老、庄无不强调"道"之为"一"。孔子《论语·里仁篇》曰："吾道一以贯之。"孟子《孟子·滕文公上》曰："夫道，一而已矣。"老子《道德经·第二十二章》曰："圣人抱一为天下式。"庄子《庄子·齐物论》曰："恢恑憰怪，道通为一。"

为学之路也是从"无"而认识万物之路。《道德经·第二十一章》云："道之为物，惟恍惟惚。惚兮恍兮，其中有象；恍兮惚兮，其中有物。窈兮冥兮，其中有精。其精甚真，其中有信。"这是老子言"道"之内含生生之机的话，我们取来作为他的宇宙万物生成论的根本。"恍惚"之义，为对"道"之为"无状之状，无物之象"(《道德经·第十四章》)的状态的形容；然而就在这恍惚之中，有了"象"，有了"物"。老子这里所说的，当然是指发生的程序，即自无物、象的"道"中产生了物、象。但这种发生是极奥妙渊深的，从深不可识之中现其几微之"精"，而此几微之"精"，虽然窈冥难描，却由万物之生生可定其"真"，可征其"信"。老子用"精""真""信"等字，从作用上说明宇宙万物之发生。

老子更有恰当的比喻以说明天地之生万物，那就是《道德经·第五章》说的："天地之间，其犹橐籥乎！虚而不屈，动而愈出。"橐籥为鼓风之物，即风箱。风箱中空，气流在风箱中往复来去，从而风箱得其用。今天地为一大风箱，在天地阴阳的作用下，动动不休，万物乃生生不息。

下行万物既成，不能一直下行，否则会致分裂；还需返而上行，如《道德经·第四十章》所说："反者，道之动"，上行至自然，又需返而下行，否则可致太虚无，如此才能形成周流之势。

6.1.2 圆道周流

> 《易》之为书也不可远，为道也屡迁，变动不居，
> 周流六虚，上下无常，刚柔相易，不可为典要，唯变
> 所适。
>
> ——《易经·系辞下》

圆道周流的思想早在《易经》中就深有体现，并深入到中华文化的方方面面。圆道周流是整合之源，健康之本。我们仅从以下三点简单讨论之：一是太极图源于对日影的观察研究。二是健康是在上行、下行的亢害承制，协

调平衡。第三,三阳三阴,整合则健康;分则疾病。

6.1.2.1 太极图源于对日影的观察研究

圆道周流的思想最典型的体现即太极图。太极一词,现存文献中最早见于《易传·系辞上》,但无图形,直到宋代由陈抟传出太极图。

据田合禄《周易真原》,"天之道"虽然包括日、月、星辰的自然规律在内,但最主要的是太阳运行规律。中国古人在对日、月运动进行了漫长的科学观测考察,并在立竿测日影的实践观测活动中发现了太阳周年回归运动的规律模型——太极图。

太极图的圆道运动,来源于我们观测到的太阳的运动规律,昭示宇宙间的万物都具有圆道运动。太极图能成为描述和解释各种物质运动规律的总的理想图像。我国的二十四节气为我们理解太极图提供了重要依据,如图2,冬至阴气最盛而一阳生,到夏至阳气最盛而一阴生,春分、秋分则阴阳各半矣,同时也为我们理解五脏气机升降提供了思路。

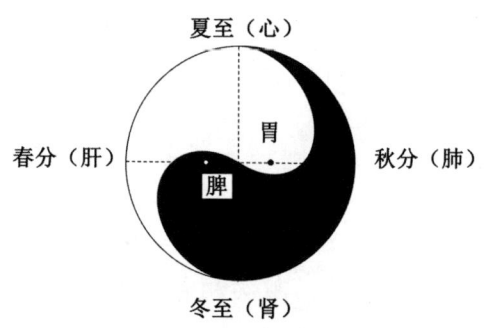

图2 简易太极图

太极图阴阳鱼中间的连接曲线呈现"S"形结构,"S"形曲线表示太阳周日视运动在地面上投影长短移位的轨迹线,实质是地球自转和公转所得的轨迹线,称赤道。"S"形曲线昭示地球表面在不同时间所受太阳光照射面的大小及光的强弱情况,影短光强照射面大,影长光弱照射面小,光之强弱用阴阳多少来表示，面之大小用阴阳鱼形来表示。《周髀算经》中早有论述："冬至昼极短，日出辰而入申，阳照三不覆九。夏至昼极长，日出寅而入戌，阳照九不覆三。……春分之日夜分以至秋分之日夜分，极下常有日光。秋分之日夜分以至春分之日夜分，极下常无日光。"

田合禄说，"S"形曲线是赤道，是地的代表；太极图外圈大圆是黄道，是天的代表。万物的化生，生命的形成，在于天地之气的化合。天气下降，地气上升，天地气交的过程，也是一种循环圆道运动。万物随之，而生长壮老已，也是一种循环圆道运动。

理解了太极"S"形曲线的蕴意，也就明白了研究生命科学的中医为何会把太极图作为阐释中医生理、病理及辨证施治的工具。

6.1.2.2 健康是气机升降出入的亢害承制，协调平衡

高树中教授根据黄元御《四圣心源》而作图，为太极图的另一应用，对于我们理解季节变迁、阴阳变化、五行升降、藏府之气生成与运行、气血的生成及运行、精神化生都有着重要意义。

（1）季节变迁

天人相应，欲明人之变化，当先晓天之变化。我们可以看到图2中，一年四季春夏秋冬，从左而上，而右而下，阴阳之气不断变化。黄元御说："四象轮旋，一年而周。阳升于岁半之前，阴降于岁半之后。阳之半升则为春，全升则为夏，阴之半降则为秋，全降则为冬。春生夏长，木火之气也，故春温而夏热。秋收冬藏，金水之气也，故秋凉而冬寒。土无专位，寄旺于四季之月，各十八日，而其司令之时，则在六月之间。土合四象，是谓五行也。"

（2）阴阳变化

如图2，可以有助于我们理解阴阳气机变化。图2中，阳气升于左，阴气降于右，如两条鱼环抱，阴阳鱼的头部，又各有相对属性作为鱼眼，阳中有阴，阴中有阳。黄元御说："阴阳未判，一气混茫。气含阴阳，则有清浊，清则浮升，浊则沉降，自然之性也。升则为阳，降则为阴，阴阳异位，两仪分焉。清浊之间，是谓中气，中气者，阴阳升降之枢轴，所谓土也。"

（3）五行升降

图2中，春日阳气升至一半而木气盛，夏日阳气升至顶峰而火气盛，秋日阴气降至一半而金气盛，冬日阴气降至谷底而水气盛，土居中央而为轴。木、火、土、金、水五行乃因中气变化而成，如黄元御所说："清气始于最下端，从左运动，清气左旋，升而化火；浊气始于最上端，从右运动，浊气右转，降而化水。方其半升，未成火也，名之曰木。木之气温，升而不已，积温成热，而化火矣。方其半降，未成水也，名之曰金。金之气凉，降而不已，积凉成寒，而化水矣。水、火、金、木，是名四象。四象即阴阳之升降，阴阳即中气之浮沉。分而名之，则曰四象，合而言之，不过阴阳，分而言之，则曰阴阳，合而言之，不过中气所变化耳。"

（4）藏府之气生成与运行

藏府之气生成与运行亦可以通过图2理解。黄元御说："人与天地相参也。阴阳肇基，爰有祖气，祖气者，人身之太极也。祖气初凝，美恶攸分，清浊纯杂，是不一致，厚薄完缺，亦非同伦，后日之灵蠢寿夭，贵贱贫富，悉于此判，所谓命秉于生初也。祖气之内，含抱阴阳，阴阳之间，是谓中气。中者，土也，土分戊己，中气左旋，则为己土，中气右转，则为戊土。戊土为胃，己土为脾。己土上行，阴升而化阳，阳升于左，则为肝，升于上，则为心。戊土下行，阳降而化阴，阴降于右，则为肺，降于下，则为肾。肝属木而心属火，肺属金而肾属水。是人之五行也。五行之中，各有阴阳，阴生五藏，阳生六府。肾为癸水，膀胱为壬水，心为丁火，小肠为丙火，肝为乙木，胆为甲木，肺为辛金，大肠为庚金。五行各一，而火分君相，藏有心主相火之阴，府有三焦相火之阳也。""祖气"即先天之气，先天之气又需通过后天脾胃之气，即中气运转，方能生生不息。肝木之升，肺金之降；心火之升极而降，肾水之降极而升，均赖中气之左旋右转。

（5）气、血的生成及运行

图2对于理解气、血的生成及运行亦有着重要意义。脾、胃为气、血生化之源，而血运行管理在肝，气运行管理在肺，如黄元御所说："肝藏血，肺藏气，而气原于胃，血本于脾。盖脾土左旋，生发之令畅，故温暖而生乙木，胃土右转，收敛之政行，故清凉而化辛金。午半阴生，阴生则降，三阴右降，则为肺金。肺金即心火之清降者也，故肺气清凉而性收敛。子半阳生，阳生则升，三阳左升，则为肝木。肝木即肾水之温升者也，故肝血温暖而性生发。肾水温升而化木者，缘己土之左旋也，是以脾为生血之本。心火清降而化金者，缘戊土之右转也，是以胃为化气之原。气统于肺，凡藏府经络之气，皆肺气之所宣布也，其在藏府则曰气，而在经络则为卫。血统于肝，凡藏府经络之血，皆肝血之所流注也，其在藏府则曰血，而在经络则为营。营卫者，经络之气血也。"

（6）精神生成与变化

图2对于理解中医学精神生成与变化亦有着指导意义。黄元御说："神发于心，方其在肝，神未旺也，而已现其阳魂，精藏于肾，方其在肺，精未盈也，而先结其阴魄。"《灵枢·本神第八》："随神往来者，谓之魂，并精而出入者，谓之魄。"黄元御对此解释说："盖阳气方升，未能化神，先化其魂，阳气全升，则魂变而为神。魂者，神之初气，故随神而往来。阴气方降，未能生精，先生其魄，阴气全降，则魄变而为精。魄者，精之始基，故并精而出入也。"

6.1.2.3 三阳三阴，整合则健康；分则疾病

顾植山的"顾氏三阴三阳太极时相图"为太极图的又一应用，使我们对于六经气化可以有一个形象化的认识。太阳开于冬至一阳生之际，少阳枢于夏至君火盛之时，阳明阖于秋分气降之时；太阴开于夏至一阴生之际，少阴

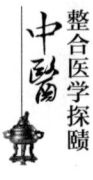

枢于冬至寒水盛之时，厥阴阖于春分气升之时。顾植山认为，"阴平阳秘"描述的是阴阳的动态，处于阳态时不要太过生发，贵在一个"秘"字；处于阴态时收降不宜太骤，贵在一个"平"字。"秘"和"平"要求的是动态的"稳"，而不是简单的阴阳平衡。

彭子益在《圆运动的古中医学》中说："无病之人，三阳三阴是圆运动的，阴中有阳，阳中有阴，是调和不分的。虽是各个，实则整个。得病之人，表气公共的外墙被风寒打开，里气的内宅遂分离成了各个。分离的轻，病轻；分离的重，病重；全分离，则有阳无阴，或有阴无阳；中气消灭，而人死。"

太极图除了上述应用，尚有许多应用，此处不复枚举。太极图高度反映了《易经》圆道周流思想，是中华文化整合思想的形象化表现，而其整合思想内涵集中体现则在"神无方而易无体"。

6.1.3 整合包含着道与器的辩证关系

> 形而上者谓之道，形而下者谓之器，化而裁之谓之变，推而行之谓之通，举而措之天下之民，谓之事业。
> ——《易经·系辞上》

《周易·系辞上》曰："形而上者谓之道，形而下者谓之器"。道与器，是中国传统文化认识问题的两个不同层次。"道"指乾坤和阴阳变易的法则，法则是无形的，称之为"形而上"。"器"指有形之物和因物取象的卦画，称之为"形而下"。

道以器为载体，道通过器来显示其作用，无器则道无以显；器以道为心，器只是道的外在表现、具体应用，无道则器不立。比如，医与易，易属于道的层次，医则属于器的层次，自古有医易同源之说。

6.2 医易相通

> 天地之道，以阴阳二气而造化万物；人生之理，以阴阳二气而长养百骸。易者，易也，具阴阳动静之妙；医者，意也，合阴阳消长之机。虽阴阳已备于《黄帝内经》，而变化莫大乎《周易》。故天人一理者，一此阴阳也。
>
> ——《类经附翼·医易义》

医易相通，其内含有整合的含义，医、易分则为医，为易；合则为一。医、易均以阴阳学说、五行学说、天人一体观等为基础。易则以究天、地、人、万物变化为目标，医则以维护人体健康为己任。

《黄帝内经》是中医的源头，《易经》是中华文化的基础。医、易均对阴阳学说从不同角度进行了深刻的阐述。《易经》除了是一部关于预测的典籍，更重要的是一部哲学著作，提出的"一阴一阳之谓道""天人合一""生生之谓易""立天之道曰阴与阳，立地之道曰柔与刚，立人之道曰仁与义，兼三才而两之"等，都对中医学发展有着广泛影响。《素问·阴阳应象大论篇第五》曰："阴阳者，天地之道也，万物之纲纪，变化之父母，生杀之本始，神明之府也。治病必求于本。"奠定了阴阳学说在中医学中的重要地位。

唐代孙思邈早已注意到医易同源，《千金要方·大医习业》提出，欲为大医，除了学习医学基础知识，尚虚精熟"周易六壬"等。

明代张介宾著《医易义》明确提出医易同源、医易相通，认为医与易都起源于"一"，云："所谓一者，易有太极也。太极本无极，无极即太极，象数未形理已具，万物所生之化原。"又云："易道无穷，而万生于一，一分为二，二分为四，四分为八，八分为十六，自十六而三十二，三十二而六十四，以至三百八十四爻，万有一千五百二十策，而交感之妙，化生之机，万物之数，皆从此出矣。"

《素问·咳论篇第三十八》云："人与天地相参"，究天地之理不仅对于生理、病理有着指导意义，对于养生、防治疾病亦有着重要意义。人居于天地间，其生理、病理均受自然变化之影响。生理方面，人体随着自然气候季节变迁，有着春生、夏长、长夏化、秋收、冬藏的变化规律。病理方面，人体也受春温、夏热、长夏暑湿、秋燥、冬寒等气候变化的影响，不同季节有着不同的易感疾病。养生、疾病防治方面，《素问·四气调神大论篇第二》提出："夫四时阴阳者，万物之根本也。所以圣人春夏养阳，秋冬养阴，以从其根，故与万物沉浮于生长之门。逆其根，则伐其本，坏其真矣。故阴阳四时者，万物之终始也，死生之本也，逆之则灾害生，从之则苛疾不起，是谓得道。"并提出"圣人不治已病治未病，不治已乱治未乱"的"治未病"的防病治病思想。

医易同源虽历代屡有论述，而最实际的体现是张仲景所创之六经辨证。

6.3 六经辨证与先天八卦的一体两面

> 圣人之治病也，必知天地阴阳，四时经纪，五脏六腑，雌雄表里，刺灸砭石，毒药所主，从容人事，以明经道，贵贱贫富，各异品理，问年少长，勇怯之理，审于分部，知病本始，八正九候，诊必副矣。
>
> ——《素问·疏五过论篇》

张仲景所创立的六经辨证体系，与先天八卦有着重要的渊源，可以看作是一个图从不同的角度来看。

《素问·阴阳类论第七十九》："三阳为经，二阳为维，一阳为游部，……三阴为表，二阴为里，一阴至绝……所谓三阳者，太阳为经……所谓二阴者，阳明也……一阳者，少阳也……三阳为父，二阳为卫，一阳为纪；三阴为母，二阴为雌，一阴为独使。"黄元御《素问悬解卷九·阴阳类论》："三阳，太阳；二阳，阳明；一阳，少阳。三阴，太阴；二阴，少阴；一阴，厥阴。太阳在后，为经；阳明在前，为维；少阳在侧，为游部，所谓少阳为枢也。太阴在前，为表；少阴在后，为里；厥阴在侧，为晦朔。"我们以三阴三阳为三维坐标轴，可以画出立体图（如图3），可以分成八个区间，而每个区间根据坐标轴的阴阳属性及次序而形成八卦，其位置恰好符合先天八卦立体图，如《易经·说卦传》云："天地定位，山泽通气，雷风相薄，水火不相射。"

我们再看先天八卦、六经三维整合图，从坐标线看，是三阴三阳六经；从区间看，则是先天八卦立体图。其实二者是同一图从不同角度看到的，如同吴雄志教授所说的六经气交，始生八卦。

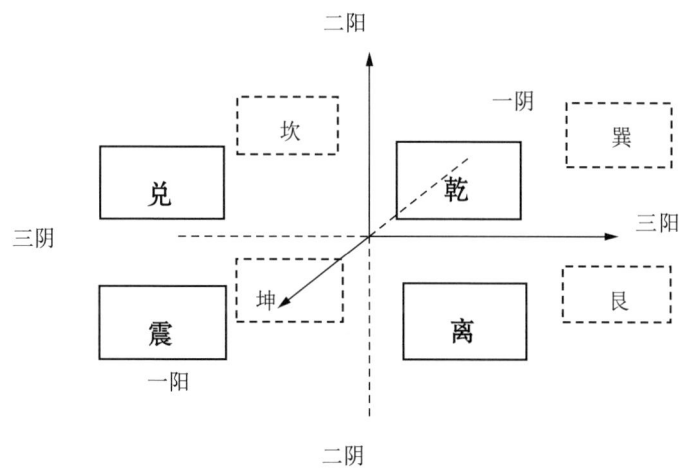

图3　先天八卦、六经三维整合图

6.4 关于六经气化理论的整合性思考

研究《伤寒论》六经辨证的理论是很多的。以标本中见的理论去指导六经证治的理论逐渐建立起来，称为气化学说，这个学派的代表有张隐庵、张令韶、陈修园、唐容川、黄元御等人。现代，刘渡舟、张斌等老中医对此多有重视，认为通过六经为病的标本中见气化学说，以反映六经六气阴阳气化之机，充分体现了气化学说是伤寒学中一门精深的理论。标本中气的气化学说，有着整合的观点于其中，能系统地分析六经的生理病理以及发病之规律而指导于临床，并为历代医家所重视。

六经系统可谓中医之整合系统，是中华文化整合思想在中医学中的具体应用。六经气化学说的基本概念和理论发源于《黄帝内经》，《伤寒论》进一步建立六经证治方药体系，并运用到临床实践。六经气化学说含有深刻的整合思想，需要从整合的角度来看才会更明晰，首先是经气，其次是开阖枢，第三是标本中气及从化、六经欲解时等。

6.4.1 从整合的角度看经气

中医学关于经气的两种说法，均含有整合思想。一是指六气，"风、热、暑、湿、燥、寒"，"不病则不见……六气不相交济，是以一气独见"；二是指精、气、津、液、血、脉，分则为六，合则为一气。

6.4.1.1 六气调和则不见气，病则病气独见

《四圣心源·卷二》云："天有六气，地有五行，六气者，风、热、暑、湿、燥、寒，五行者，木、火、土、金、水。在天成象，在地成形，六气乃五行之魂，五行即六气之魄。人为天地之中气，秉天气而生六府，秉地气而生五藏。"天、人相应，天有六气，人亦有六气，顺应天之六气，人以不同的

脏腑而感应之。

六气合而为一，共同营养人体。黄元御提出，生理状态下，六气调和，故不见六气；病理状态下，则病气独见，如《四圣心源·卷二》所云："人之六气，不病则不见，凡一经病则一经之气见。平人六气调和，无风、无火、无湿、无燥、无热、无寒，故一气不至独见，病则或风、或火、或湿、或燥、或寒、或热，六气不相交济，是以一气独见。如厥阴病则风盛，少阴病则热盛，少阳病则暑盛，太阴病则湿盛，阳明病则燥盛，太阳病则寒盛也。"《伤寒说意·卷首》又云："人之六气，不病则不见，病则一经之气见，或自见其令气，或自见其本气，或主令者而见从化之气，或从化者而见其主令之气，视其经气之盛衰焉。"提示了病气之见有多种表现。

6.4.1.2　精、气、津、液、血、脉，分则为六，合则为一气

《灵枢·决气第三十》中："黄帝曰：余闻人有精、气、津、液、血、脉，余意以为一气耳，今乃辨为六名，余不知其所以然。岐伯曰：两神相搏，合而成形，常先身生，是谓精。何谓气？岐伯曰：上焦开发，宣五谷味，熏肤、充身、泽毛，若雾露之溉，是谓气。何谓津？岐伯曰：腠理发泄，汗出溱溱，是谓津。何谓液？岐伯曰：谷入气满，淖泽注于骨，骨属屈伸，泄泽补益脑髓，皮肤润泽，是谓液。何谓血？岐伯曰：中焦受气，取汁变化而赤，是谓血。何谓脉？岐伯曰：壅遏营气，令无所避，是谓脉。"

六者之中，精为先天，气、津、液、血、脉五者为后天。六者合则为"一气"，为经气，分开就分别叫作精气血津液脉。

有关气的病理变化，包括气的来源、运动变化及气化出问题，这样就会产生很多疾病。经气出了问题，会产生三类疾病。

一个是经气的来源出问题或消耗过度，就产生气虚病，即气不足，或者是整体的气不足，或者是六经里某一经的气不足。比如太阴气虚、少阳气虚；或者是分到五脏里，肾气虚、脾气虚、肝气虚、肺气虚等。

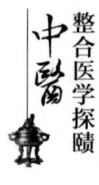

其次是气机病，气机病是气的运动变化出了问题。朱丹溪在《丹溪心法·卷三·六郁》里讲："故人身诸病，多生于郁"，这个"郁"首先是经气运行不畅，郁结了，或者是气滞了。我们经常讲肝郁气滞、肺气不畅，这是气的升降出入运动变化出了问题，是气机病。"机"就是说运动变化的问题。

第三是气化病。气血精津液，都是经气在运动变化过程中产生的不同的形态。六气就是一气，六经就是一经，人体能成为一个整体，是靠经气的运动变化实现的。经气运行在不同的部位就有不同的形态和名称，不是说在太阳是一种经气，在少阳是另一种经气，不是这样的。运行在那个特殊的部位、在那个特殊的状态下，所以才分成了太阳的经气、阳明的经气、少阳的经气……那些发于表的经气就是太阳的经气；在枢转过程中，在三焦、腠理的经气就是少阳的经气；在胃肠这部分就是阳明的经气；在肝内就是厥阴的经气；在脾肺中的是太阴的经气；在心肾是少阴的经气。分开来看，分布在不同的部位，有不同的形态，有不同的运动方式，但整合起来，"一气耳"。

6.4.2　从整合的角度看六经开阖枢

开阖枢理论始于《黄帝内经》。《素问·六微旨大论篇第六十八》云："升降出入，无器不有"，这是对整个自然界物质运动的认识。《黄帝内经》中，开阖枢主要是指气候运动变化的规律，以及对人体的影响，是运气学说的一部分。《伤寒论》六经气化学说里，开阖枢主要是指人体经气的运动变化。

气化学说认为经气是按照开阖枢的规律运行的。按照经气发于外、经气蓄于内和经气在表里出入之间这样的规律。用开阖枢这个模型来解释经气的运动是非常科学的。在古代的条件下，这是一个非常理想的模型。

开是经气向上、向外的运动过程；阖是经气向下、向内的运动过程；枢是经气在中间的运转过程。

6.4.2.1　三阳开阖枢

《素问·阴阳离合论篇第六》云："圣人南面而立，前曰广明，后曰太冲，太冲之地，名曰少阴，少阴之上，名曰太阳，太阳根起于至阴，结于命门，名曰阴中之阳。中身而上，名曰广明，广明之下，名曰太阴。太阴之前，名曰阳明，阳明根起于厉兑，名曰阴中之阳。厥阴之表，名曰少阳，少阳根起于窍阴，名曰阴中之少阳。是故三阳之离合也，太阳为开，阳明为阖，少阳为枢。"

《灵枢·根结第五》云："太阳为开，阳明为阖，少阳为枢。故开折则肉节渎而暴病起矣，故暴病者取之太阳，视有余不足。渎者，皮肉宛膲而弱也。合折，则气无所止息而痿疾起矣，故痿疾者取之阳明，视有余不足。无所止息者，真气稽留，邪气居之也。枢折即骨繇而不安于地，故骨繇者取之少阳，视有余不足。骨繇者，节缓而不收也，所谓骨繇者摇故也，当穷其本也。"这里讲到了开阖枢的病理。"开折，则肉节渎而暴病起矣"，就是说如果皮肤毛窍闭塞了，就会出现一些急病，比如外感。太阳不开，出现外感病，在《黄帝内经》里已经有了这样的描述。"合折，则气无所止息而痿疾起矣"，阳明为阖，阖机不利，阖得不好，就会出现痿病。故痿疾者取之阳明。虽然这是对针灸来说的，但对我们开阔思路也非常有帮助。"枢折即骨繇而不安于地"，少阳不能枢转，就可能出现骨繇这类的病证，出现平衡障碍。

6.4.2.2　三阴开阖枢

《素问·阴阳离合论篇第六》云："外者为阳，内者为阴……三阴之离合也，太阴为开，厥阴为阖，少阴为枢。"

《灵枢·根结》云："太阴为开，厥阴为阖，少阴为枢。故开折则仓廪无所输膈洞，膈洞者取之太阴，视有余不足。故开折者，气不足而生病也。阖折即气绝而喜悲，悲者取之厥阴，视有余不足。枢折则脉有所结而不通，不通者取之少阴，视有余不足。有结者，皆取之不足。""太阴开折则仓廪无所输

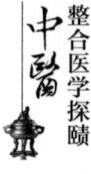

膈洞",就是说,太阴不能开,就会出现仓廪无所输,脾胃的运化功能不行,就会出现膈洞,就是痞隔和洞泄,就会出现痞满腹泻。厥阴"阖折即气绝而喜悲",所谓折就是受损,阖折就是到了厥阴病,厥阴不能阖,就会出现晕厥这类的疾病,还会出现悲伤的情绪。就像默默不欲饮食,情绪不好,抑郁症之类的疾病。少阴"枢折则脉有所结而不通",就是少阴枢转血液的功能不行了,就会出现血瘀证。所有的血瘀证都是少阴病,气血不通了。

张景岳也谈到了开阖枢,《类经·九卷·阴阳离合》说:"太阳为开,谓阳气发于外,为三阳之表也。阳明为阖,谓阳气蓄于内,为三阳之里也。少阳为枢,谓阳气在表里之间,可出可入,如枢机也。"张景岳最先指出:开阖枢就是讲人体经气的运动变化规律。太阳为开,就是经气发于表,阳明为阖,就是经气蓄于里,潜藏的过程,少阳为枢,就是经气在表里出入之间转枢的过程。三阴的经气也是如此,太阴为开是太阴转输水谷精微的功能,厥阴为阖是厥阴主收藏,收敛的功能,少阴为枢是少阴通过心主血脉的功能来枢转人身血气的。

6.4.3 从整合的角度看标本中气

气化学说源于《内经》的运气学说,《素问·六微旨大论》说:
"少阳之上,火气治之,中见厥阴;
阳明之上,燥气治之,中见太阴;
太阳之上,寒气治之,中见少阴;
厥阴之上,风气治之,中见少阳;
少阴之上,热气治之,中见太阳;
太阴之上,湿气治之,中见阳明。
所谓本也,本之下,中之见也,见之下,气之标也。"

标本中气理论的建立,把六经、六气理论整合了起来。为伤寒学六经气化学说提供了理论上的根据。应当指出的是，《内经》的阴阳气化学说，是古人观察自然界气候知识的说理工具，由于人与天地相应的关系，而有"物生其应，气脉其应"的说法，故可引用气化学说以指导六经标本中见的理论和规律。

六经分阴阳，阴阳为标；六经分六气，六气为本。标本之间所维系的阴阳表里关系，则叫中气。中气在六经标本气化中有重要的意义，它能使阴阳配偶，以调节气化的盛衰，则使生机不息，而起到枢机的作用。

标、本、中并非孤立，而是一个互相联系的有机体，它们在气化过程中，皆各承担一定的气化职责。

本气就是六气风寒暑湿燥火，标气就是三阴三阳。中气就是和标气相对应的那一经。比如说，太阳和少阴是相表里的，太阳本寒标阳，中气就是少阴。反过来，少阴是本热标阴，中气就是太阳；太阴和阳明相表里，太阴是本湿标阴，中气就是阳明；阳明是本燥标阳，中气就是太阴；少阳和厥阴相表里，少阳是本热标阳，中气就是厥阴；厥阴是本风标阴，中气就是少阳。

六经中的中气和六经标本之气在生理上互相帮助，在病理上也会互相影响。比如太阳病，很多都是中气少阴不足，就会影响到太阳的标气。有些人是少阴阳气不足了，所以太阳经才感受了寒邪。太阳经的阳气不足以抵御外邪的时候，少阴就来资助它。人体是一个动态的过程，六经之间是互相联系的，表里两经之间的联系更为密切，这就是中气。它和六经在生理上互相依赖，病理上互相影响，由于这样的关系，就产生了非常特殊的生理和病理联系。太阳和少阴联系紧密，太阴和阳明联系紧密，少阳和厥阴联系紧密。为什么厥阴多从火化？一个是阴极阳生，还有就是受中气少阳的影响。

6.4.4 从整合的角度看从化

《素问·至真要大论篇第七十四》云："少阳太阴从本，少阴太阳从标从

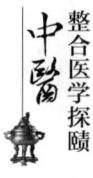

本,阳明厥阴不从标本,从乎中见。"六经之病,会有不断地变化。

一经有病理变化的时候,它可能会向哪个方向变化,它有向哪个方向变化的趋势,这就是从化。从化理论在《内经》里是讲运气学说的,但是张志聪把它拿出来,放到《伤寒论》六经气化学说里,就变成了另一个概念,变成了用从化理论来阐释人体的生理病理,赋予了从化理论新的内涵。在从化的过程中有三种情况,一种是从本而化,一种是从标从本,一种是从中气而化。

标本同气,少阳和太阴都是从本而化。标本同气的时候,本气的方向就代表了标气的方向,是一致的。少阳的火就涵盖了少阳阳气,太阴的湿气就涵盖了太阴阴气。因此少阳、太阴这两经就是从本而化的。

标本异气,太阳和少阴从标从本。少阴是本热标阴;太阳是本寒标阳。由于标本异气,本气是一个方向,标气是另一个方向,在病理上就会形成两个趋向,或者是寒,或者是热。或者从标,或者从本。太阳病或者是表寒证,或者是表热证。少阴病或者是里寒证,或者是里热证。少阴寒化的话用四逆汤、白通汤之类;少阴热化就是黄连阿胶汤之类;太阳从本寒化是表寒证,用药则是麻桂之类。从标而化的是表热证,温病就属于这类状况。

阳明厥阴,不从标本,从乎中气。阳明和厥阴是从中气而化的。厥阴从中,出现热闭心包、肝风内动,就是厥阴从中气少阳相火而化而出现的。阳明病湿热发黄就是阳明从中气而化。

6.4.5 从整合的角度看传经

张令韶在《伤寒论直解》里讲到传经的问题。在六经气化学说里传经是非常重要的问题。传经理论是整合思想在气化学说中的又一体现。提示我们要充分尊重患者机体的自主性,其经气、气机自身有着运行规律,不是一成不变的。传经有正常情况下经气的传送,亦有病理状态下的传经,均需结合临床实际情况而辨别之。传经主要有三种方式，如下。

第一是正传。气化学说脱胎于运气学说，运气学说里，在正常情况下，厥阴是初之气，少阴是二之气，太阴是三之气，少阳是四之气，阳明是五之气，太阳是六之气，并按照这样的顺序往复循环。在正常的生理状态下，人体的经气也是按照厥阴、少阴、太阴、少阳、阳明、太阳这样的顺序传送，从里往表传，这种传经方式叫作正传。正传是日传一经，第一天在厥阴，第二天在少阴，第三天在太阴，第四天在少阳，第五天在阳明，第六天在太阳。

第二是气传。感受外邪，经气传变方向就逆转了，转成按照太阳、阳明、少阳、太阴、少阴、厥阴的方向传送，这就是气传。气传也是按照时间来传变的，每天传一经。第一天在太阳，第二天就在阳明，第三天在少阳……第六天在厥阴。以上正传和气传都是指经气或叫正气的传送。

第三，在气化学说里，还有一种传变方式，叫病传。病传不是日传一经，传与不传主要看临床症状。"伤寒二三日，阳明少阳证不见者，为不传也"，到了伤寒三日，已经逆传到少阳了。但是，出现少阳病的症状才是病传至少阳，否则就没有病传。病传到了少阳，接下来该往三阴病传了。但是，"病人能食而不呕"，就不会病传至三阴。病传的传变与否与很多因素有关。比如邪气的盛衰，正气的强弱，治疗得当与否，这就是病传。正传和气传是每天传一经，规律是不变的。病传是按什么规律呢？病传是按症状。出现了口苦、咽干、目眩、往来寒热、胸胁苦满，就传到少阳了；出现呕吐、下利、燥结就传到阳明了；出现腹满而吐，食不下，自利益甚就传到太阴了；出现脉微细，但欲寐就传到少阴了。病传到底传不传，在一经中停留多久，这要看临床症状。

6.4.6 从整合的角度看六经欲解时

在《伤寒论》里，能够体现张仲景关注气化学说的地方，就是六经病欲解时。欲解时是气化学说的内容，体现了天人相应的整合性思维特点。

六经疾病欲解时也是气化学说非常重要的内容之一。在《伤寒论》里，每一经病都有欲解时。太阳病的欲解时从巳至未上，就是巳午未三个时辰，上午9点到下午3点；阳明病欲解时是从申至戌上，申酉戌三个时辰，从下午3点到晚上9点；少阳病欲解时是从寅至辰上，寅卯辰三个时辰，从凌晨3点到上午9点，是阳气初升的阶段；太阴病欲解时是从亥至丑上，亥子丑三个时辰，从晚上9点到凌晨3点，这是阴气最重的阶段，阴中之至阴；少阴病欲解时从子至寅上，子丑寅三个时辰，从晚上11点到凌晨5点；厥阴病欲解时从丑至卯上，丑寅卯三个时辰，从凌晨1点到早上7点。

气化学说是以天人相应为指导思想，自然界对人体的生理病理是有影响的。自然界气候的变化对人体的经气有非常大的影响。自然界的阳气旺盛，人体的阳气也旺盛。比如，巳午未是自然界阳气最盛的阶段，人体太阳经的经气也是最旺的时候。不同的时段经气的旺盛与否是在变化的。比如，太阳经的阳气，夏天就要比冬天旺盛一点，阴雨天的时候要弱一点，而晴朗的日子则要旺一点。天气对人体疾病的影响要看具体的时辰、具体的变化、当时具体的气候状况。

六经病欲解时是相应一经经气最盛的时段。在欲解时，疾病的转归有两个特点：一是在欲解时，天之阳气助人之阳气，正气胜邪，相应的六经病证容易缓解；二是是在欲解时，是经气最盛的时候，正邪交争剧烈，症状可能会更加明显。阳明病，本来大多数时间不发热，到了日晡所就发热了，正是因为申酉戌三个时辰阳明经气旺盛，正邪交争剧烈而引起，可用承气汤类方。

6.5 关于温病学的整合性思考

要更加全面地了解温病，还是要从《黄帝内经》、《难经》、《伤寒杂病论》

等经典开始，结合后世发展及现代科学知识整合地理解。

6.5.1 季节气候因素与温病

《素问·热论篇第三十一》曰："凡病伤寒而成温者，先夏至日者为病温，后夏至日者为病暑。"提出季节气候因素是温病发生的重要因素。后世黄元御在《四圣悬枢·卷一》中云："时分冬夏，病殊寒温，气候不同，感伤亦异。伤寒著于仲景，温病阐于岐伯，各有妙解，水火判然。""秋冬感冒，名曰伤寒，春夏感冒，名曰温病。病于春者谓之温，病于夏者谓之热，温热同病，因时异名。"

6.5.2 伤正气，邪伏于内而发温病

《素问·生气通天论篇第三》曰："冬伤于寒，春必温病。"对于伏气温病有着重要的指导意义。《素问·金匮真言论篇第四》曰："夫精者，身之本也。故藏于精者，春不病温。"提示了正气的受损亦是温病发生的重要因素。后世黄元御在《四圣悬枢·卷一》中又云："温病之原，起于冬不藏精，伤其寒水之令，故春夏病感，必是内热。但冬伤于寒，春夏必病温热，而春夏之温热，不必皆冬伤于寒。其冬伤于寒而病温热者，自是内热，其不冬伤于寒而病温热者，未可定谓之内热也。病与温疫相同，而法亦无殊。"

6.5.3 温病、伤寒等皆为外感

《难经》确立了伤寒病名，并明确把温病归属于广义伤寒之中。《难经·五十八难》曰："伤寒有五，有中风，有湿温，有热病，有温病。"广义伤寒包括了温病与狭义伤寒。《伤寒论》从《难经》之说，所论为广义伤寒，概及温病。后世黄元御在《伤寒悬解·卷首》中云："春为温病，夏为热病，时令不同，名目虽殊，实一证也。病因外感而根原内伤，感在经络而伤在藏

府，故病传三阳即内连三阳之府，病传三阴即内连三阴之藏。"

信息点拓展 • 对于瘟疫的思考

瘟疫是温病中重要的组成部分，是指具有强烈传染性并能引起流行的急性传染病。

有的学者提出瘟疫有别于伤寒，二者当分论。明代瘟疫学家吴又可《温疫论》设"辨明伤寒与时疫"专篇，从病因、感邪途径、传染、发病、病位、传变、初起证候、治疗及预后等方面详论伤寒与温疫之不同，标志着温疫学说从伤寒学说中独立出来。《清史稿·吴有性传》谓："古无瘟疫专书，自有性书出，始有发明。其后有戴天章、余霖、刘奎，皆以治瘟疫名。"明清瘟疫脱离于伤寒，改变了瘟疫与伤寒的关系。

有的学者认为，瘟疫隶属于广义伤寒。《肘后备急方·卷二》："伤寒、时行、温疫三名同一种耳，而源本小异：其冬月伤寒，或疾行力作，汗出得风冷，至夏发，名为伤寒……其年岁中，有疠气兼夹鬼毒相注，名为温病。"认为伤寒与温病（此指瘟疫）基本上是同一类疾病。王叔和整理编次《伤寒论》，在《伤寒例》中指出："从春分以后至秋分节前，天有暴寒者，皆为时行寒疫也。"亦在伤寒体系内研究瘟疫之寒疫，并首创时行疫气之说。瘟疫从属于伤寒的认识，影响深远。

清代俞根初认为"伤寒是外感百病之总名"，在《通俗伤寒论·伤寒兼证》中载"大头伤寒""春温伤寒""伤寒兼疫"等，在"伤寒兼疫"中指出："春应温而反寒，夏应热而反凉，感而为病，长幼率皆相似，互相传染。其所以传染者，由寒气中或挟厉风，或挟秽湿，病虽与伤寒相类，而因则同中有异。"认为时行寒疫是感非时之寒兼夹厉风、秽湿之邪而致。

《温热经纬·卷二》中的"疫者，即寒、暑、燥、湿、风夹杂而成，清浊不分，三焦相溷"，提示我们，疫亦为六气，只不过混杂而成，而不像普通外感，单独一种或少数几种相杂而为病。《四圣心源·卷二》中"天有六气，地有五行""六气五行，皆备于人身"，提示我们外感之病源，六气混杂越多，直至六气悉备，则有了生命力，对人体的破坏力也会越强，越难治疗。

6.6 对外感疾病的整合性思考

> 六气五行，皆备于人身。内伤者，病于人气之偏；
> 外感者，因天地之气偏，而人气感之。
>
> ——《四圣心源·卷二》

随着现代医学、科学的发展，对感染性疾病的研究越来越深入，学者们发现，外感疾病主要是与病原微生物有关，而某些免疫相关疾病亦与微生物有着密切的关系。为我们对于外感、内伤整合性思考提供了依据。

6.6.1 人本身也属于一个生态系统

《生命藏在量子中》指出，成年人的细胞大约有50万亿个，寄生的微生物大约有500万亿个，大于人体细胞10倍，这还不包括线粒体。曾经我们以为线粒体只是一个细胞器，每个细胞内含有300～400个线粒体。而研究发现，线粒体的前身是一种微生物，它有着相对独立的一套遗传物质体系，在漫长的生物演化过程中，线粒体前身逐渐与细胞融合，各自分工，成为动物及人体细胞的能量工厂。

在微生物及人类之间，斗争、妥协、进化、环境等始终在变化着。但是固执地把基因作为唯一进化单元并把生命体看作基因求生机器的看法是不符合科学精神的。人本身与基因并不是一个概念范畴，人类既互相竞争，也互相合作，完全自私的基因观点是不符合现代生物学证据的。

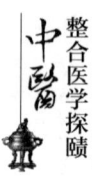

6.6.2 身体的健康是人体与微生物整合构建起来的

人体微生物可分为三部分：有益微生物、机会致病性微生物和致病性微生物。研究发现，健康的人体内有益微生物约占30%，中性微生物约占60%，恶性微生物约占10%。大部分的微生物存在于胃肠系统内。

6.6.2.1 有益微生物

在人体肠胃系统内，微生物的丰富的多样性更重要。肠道菌群组成越丰富多样，人的身体状况就越好。微生物可以帮助人体生成维生素，帮助人体的免疫系统发育成熟并变得强大。肠胃系统中的许多微生物与神经细胞和激素生成细胞相互沟通，使身体跟踪察觉到身体与饮食的状况。而且，微生物生成的各种活性物质能够进入到血液中，以各种各样的方式影响人体，影响人体组织发育。这种情况在各种其他动物体内同样在上演。

有益菌在肠道内生长、繁殖，就能构筑成一个生物屏障，阻止外面有害病原体入侵肠道。同时，肠道也是人体免疫器官，有益菌可以分泌一些抗原物质，激活并强化肠道的免疫系统。

有益微生物的位置对于其发挥的作用也相当重要，即使是最有益的微生物，如果大量繁殖在不恰当的地方，也可能导致严重的疾病。比如，微生物跑到血液中，就会导致败血症。微生物进入腹部器官之间的组织网络中，就会导致腹膜炎。

6.6.2.2 机会致病性微生物

在一般环境下，机会致病菌是无害的，但在环境变化下，比如机体受凉、过度疲劳、精神受到强烈刺激或创伤时，人体免疫力就会下降，就会激发机会致病菌变化走向致病菌一边，如金黄色葡萄球菌会引起化脓性病变，变形杆菌会引起腹泻。

6.6.2.3 致病性微生物

而对于一些微生物来说，本身就会致病，如结核分枝杆菌引起肺部、肾脏结核，伤寒杆菌引起伤寒，肺炎双球菌引起肺炎。一般情况下，致病性微生物数量比较少，有益菌布满肠道的表面，使有害菌没有生存的位置，这样使有害菌因为缺失营养而使其发育受到抑制，居于静默状态。

一旦发生不利于人体内的微生物群落的环境变化，人体就可能出现新陈代谢等多方面的问题，并患上一些疾病。当一些因素使恶性菌数量上升的时候，中性菌就会叛乱，助纣为虐，变成恶性菌，人体出现消化功能紊乱等症状。而在恶性疾病患者体内（如各种癌症患者），身体微生物平衡被打破，恶性菌的数量会更高。人体内肠道内存在像梭状芽孢杆菌、链球菌、类杆菌这样的腐败菌，一旦腐败菌占据优势，就会催人衰老，诱发肿瘤或引起肠炎。而日常中正常菌群占优势，腐败菌繁殖就会被抑制。

6.6.3 免疫系统与微生物的共生

学者们发现，经过亿万年的进化，人体内的微生物群落和免疫细胞已经互相妥协、包容、和平共处。在过去几十亿年的生物进化历程中，微生物有的像线粒体、叶绿素一样，融合进入动植物的身体细胞里面，成为生命必需的一部分。有的微生物虽然独立，但是已经成为人体及动物体内的重要环节，这些微生物与人体细胞及免疫系统，组成共同联盟，共同合作，弥补人本身的生理及DNA缺陷。这些有益菌甚至与免疫系统合作，攻击共同的病毒敌人。

T细胞会识别和反击入侵人体的病原体，同时还会引发一系列炎症反应（肿胀、变红、发热等）来痛击病原体。这些促炎T细胞为抵御病原体的危害，会释放一些毒性化合物，这些有毒物质会破坏人体自己健康的组织。但人体在产生大量T细胞后，又会很快产生调控性T细胞，抵消促炎T细胞产生的效应，最终使得炎症反应减弱，这使免疫系统不再攻击人体自己的细胞和组织。好斗的促炎T细胞与控制性T细胞之间保持平衡，就会使人体保持

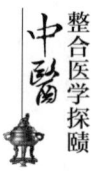

良好的健康状况。

多年来，研究人员都认为这种平衡的系统，完全是由免疫系统自己生成的。但 2011 年，美国加州理工学院的萨尔基斯·马兹曼尼安（Sarkis Mazmanian）和同事发现，大多数人（70%～80%）体内都有一种微生物——脆弱拟杆菌。这种微生物可以释放消炎物质，帮助免疫系统保持平衡。马兹曼尼安认为：这个事实再一次说明，我们并不是自己命运的主宰者，微生物可以使我们的免疫系统运转得更好，这可能是一个颠覆传统的观念，免疫系统后面的驱动力，正是那些共生微生物。脆弱拟杆菌对人体非常有益，帮助我们弥补了人体本身 DNA 的不足，很多时候，它对我们的免疫系统发号施令，进行操纵。但是，与许多病原体不同的是，这种操纵并不会抑制或减弱我们免疫系统的性能，相反，还有助于免疫系统发挥功能。我们体内的其他有益微生物，也可能对免疫系统有相似的作用。它们增强抗体的产生，激活白细胞（巨噬细胞）吞噬微生物和癌症细胞，预防致病菌对我们自身细胞的依从性等。

其他有益菌也为人体提供了各种帮助，比如乳酸杆菌可吸收高温烹调的肉类产生的致癌化学物。双歧杆菌可产生抗肿瘤物质，帮助人类白细胞摧毁日益增长的肿瘤细胞。一些有益菌还能积极降低致癌物质浓度，如亚硝胺。

过去几十年中，通过剖宫产进行分娩的孕妇数量急剧增加，使一些重要的菌株无法通过母亲的产道传递给婴儿。现代化生活使孩子们无法直接接触大自然，反而更多使用抵抗微生物的洗浴用品以及随着兄弟姐妹的减少、玩伴的减少、饮用水的过于洁净化等这些措施虽然避免了染病，但也减少了与那些共生微生物接触的机会。因为人们生活方式的改变，有益人类免疫系统的脆弱拟杆菌与幽门螺杆菌一样，正面临灭绝。

马兹曼尼安认为：我们在努力使自己远离病原体的同时，也断绝了自己与有益微生物之间的联系。我们的本意是好的，但我们将为之付出沉重的代价。如果人体没有脆弱拟杆菌，将导致人体免疫系统紊乱。因为脆弱拟杆菌产生的多糖A对免疫系统发送信号，令其产生更多的调控性T细胞，避免那些好斗的T细胞攻击它们所撞见的任何东西，包括人体自己的组织。

近年来免疫系统疾病，比如克罗恩氏病、1型糖尿病、多发性硬化症等疾病的发病率提高了七八倍，就与有益微生物的减少有关。导致这些疾病的，既有自身原因，又有外界原因，而共生微生物群落的改变正在影响我们的免疫系统。我们生活方式的改变，导致微生物群落发生改变，脆弱拟杆菌和其他抗炎微生物减少，进而导致调控性T细胞发育不良。对那些遗传学上的易感人群来说，这种变化可能会导致免疫性疾病和其他疾病。

信息点拓展 ● 滥用抗生素的危害

目前抗生素的滥用广受关注。有人因为感染病毒而使用大量抗生素，甚至有的患者长期使用多种抗生素，结果导致人体中大量的正常菌群死亡，破坏了原先的平衡环境，导致某种机会致病菌、霉菌大量繁殖而引起肺炎、肠炎、败血症等。在菌群失调的情况下，病情恢复的难度加大。

抗生素会破坏肠道微生物生态系统，虽然几天后这一生态系统就会开始恢复，但要重新恢复到原来的数量要等一个月甚至更长的时间，并且有可能会永久损失一些菌株。

除了抗生素乱用导致有益菌群死亡失去平衡外，有些人使用同位素或激素也会导致菌群失调，所以除了因病毒防治或特殊工种的需要之外，人们不应该轻易使用消毒剂（如空气消毒剂）、抗生素，也不要常规用杀菌剂对口腔、皮肤等进行消毒。避免正常菌群失去平衡，使人体天然免疫保护机能下降，导致致病菌和机会致病菌的生长繁殖，引发疾病。

有资料显示，80%的老一辈体内都携带有耐酸的幽门螺杆菌。而现在，只有不到6%的美国儿童，在检测幽门螺杆菌时，结果为阳性。纽约大学的教授马丁·布莱泽（Martin Blaser）认为：这些儿童经常使用高剂量的抗生

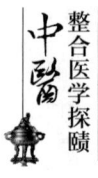

素，他们体内的微生物组成，已经发生了很大改变。比如，大多数美国医生都用抗生素治疗儿童中耳炎，可能正是由于青少年大量使用抗生素，改变了他们肠内微生物的组成，才导致儿童肥胖症日益增多。在微生物群落中，不同的微生物会分别对人体脂肪、肌肉和骨骼干细胞产生不同的影响。而让青少年使用抗生素，会消灭某些特定的微生物，干扰正常的生理信号传导，最终导致脂肪细胞过剩。

随着幽门螺杆菌和其他微生物的不断消亡，人们食用高热量食品，体力劳动越来越少，滥用抗生素，大量使用化学品，人体内微生物群落的生态平衡似乎正在被打破。这不仅仅会影响肥胖问题，而且一旦进化出超级病毒，人类将面临着重大生存危机。

6.6.4 通过微生物移植治疗疾病

微生物群落是人体内不可缺失的重要组成部分，没有它们生命将无法维持。肠道菌群实际上可被视作像我们的一种器官，需要以最好的方式来照顾有益健康的菌群。人体肠胃系统与大量微生物部落形成一个庞大的生态系统。大量友好微生物不仅帮助人体品尝味道，表达情绪，而且在消化、生产维生素、调节激活人体免疫功能，破坏食物中的致癌物质，帮助人体免受癌症的侵犯。

有益菌分泌抗菌物质，为肠道提供一个生物防护系统，积极地对抗有害的生物体，使人体处于健康平衡状态。如果这个肠道防护系统被病原体破坏，将导致有益菌的生长受到病原体的排挤。肠道致病菌威胁肠道健康，抗生素可以帮助人治病，但是抗生素也帮助肠道致病菌杀死有益菌，从而破坏人体防护机制与免疫系统。人体失去有益菌也与人们的生活习惯相关。国际上微生物的作用越来越受到科学界与医疗界的重视，人们试图通过恢复人体的微生物群落来治疗一些重大疾病，恢复一些慢性疾病患者的身体健康。

中国遗传学会国际合作委员会主任杨焕明院士领导的研究小组做了小鼠的肥胖实验。筛选两只白鼠，喂养方法都一样，食量也一样，一只胖，一只瘦。怎么给胖白鼠减肥呢？其他都不动，只把它肠子里的微生物换一换，这样一来，胖的变瘦了，瘦的变胖了。

2013年8月，由微生物学家耶隆·雷斯（Jeroen Raes）博士等人领导的一个国际研究小组利用DNA分析和生物信息方法绘制出了人类肠道菌群的图谱。该研究发现微生物丰富多样性少的群体比丰富多样性多的群体显现出更多肥胖的特征。该研究针对292名丹麦人的肠道菌群进行遗传分析，结果显示有1/4的人的肠道菌群基因跟相比，平均水平要少40%，微生物数量也相应减少。这1/4的人不仅肠道微生物数量少，他们的微生物多样性也少。通过进一步研究发现，微生物丰富多样性少的人往往携带更多的促炎症的微生物，也含有更多的体内脂肪，患上前期糖尿病、2型糖尿病、缺血性心血管疾病等与肥胖相关的疾病的风险更高。微生物丰富多样的人则包含更多的抗炎症微生物。研究结果发表在《自然》(Nature)杂志上。在发表在同期《自然》杂志上的另一项研究中，由法国国家健康与医学研究院（INSERM）领导的一支研究小组证实通过维持至少6周的低脂饮食，身体超重者肠道内菌群数量和多样性都得到了改善。这意味着如果改变饮食习惯，人们就可以修复自身的一些肠道菌群损害。

2013年5月，发表在《美国国家科学院院刊》(Proceedings of the National Academy of Sciences of the United States of America, PNAS)的一项研究表明，瘦小人群和肥胖人群肠道中的微生物数量和微生物类型存在差异。比利时鲁汶天主教大学的研究人员对一种嗜黏蛋白阿克曼菌（Akkermansia muciniphila，Akk菌）微生物进行了研究。这种微生物通常在肠道中占据3%～5%，但是在肥胖人群中数量比较少。研究人员对肥胖老鼠进行了实验。给一些肥胖老鼠喂食了这种微生物，这些高脂饮食喂养的老鼠比瘦小的普通老鼠胖 2~3 倍，结果发现在没有改变饮食的情况下，这些肥胖老鼠体重减少了一半。这证明了特定微生物与新陈代谢之间有着直接的关系，这种微生物能够使肠道黏液屏障的厚度增加，进而阻止一些物质穿过肠道进入血液，同时也改善了来自消化系统的化学信号。在饮食中添加一种能增加 Akk 菌微生物水平的纤维，达到类似的效果。

信息点拓展 ● 中医粪便移植治疗方案渐受重视

2013 年 9 月，中国科学报消息，粪便移植为治疗很多疾病提供了新希望，而这种治疗方案最早来自一千几百年前的中医。成书于五代吴越天宝元年（908）至同光元年（923）的《日华子本草》记载"人中黄"，即人的大便制品，有清热、凉血、解毒之功，可"治天行热疾"。

在美国，每年因感染艰难梭菌而丧生的至少有 1.4 万人。在荷兰阿姆斯特丹学术医学中心（AMC），马克斯·尼乌多普（Max Nieuwdorp）医生遇到了一个棘手的病例：一名 81 岁的女性因尿路感染引起并发症而入院治疗。她患有严重的褥疮，且高烧不退、无法进食。在抗生素已经消灭了患者的结肠微生物种群后，一种名为艰难梭菌的机会性致病菌入侵了她的身体，引起了严重腹泻和炎症性肠病。这名女性患者因为使用了几个疗程的万古霉素（这类病例中的常用抗生素）而使这种微生物产生了抗药性。尼乌多普通过检索医学期刊数据库来寻找任何可以挽救患者生命的方法。他找到 1958 年本·艾斯曼（Ben Eiseman，当时是美国科罗拉多大学丹佛分校的内科医生）的论文时，打算采取粪便移植的治疗措施。

尼乌多普医生对该患者进行结肠冲洗（希望借此也能清除艰难梭菌），他将她儿子的排泄物和盐水混合，通过插在鼻子上的一个薄塑料管，将混合物直接注射入患者的十二指肠。治疗 3 天后，该患者出院了。尼乌多普和贝特尔斯曼（Bartelsman）在几个月内治疗了另外 6 名艰难梭菌患者。其中 4 名患者立刻痊愈，另外两人接受了来自第二名捐赠者的粪便移植。现在很多医生都同意艰难梭菌肠道感染能够通过粪便移植的方法治愈。研究人员还认为，这种大规模替代肠道微生物菌群的方法也有助于治疗其他疾病，例如炎症性肠病、糖尿病和难以捉摸的慢性疲劳综合征。

尼乌多普已经成为推广更多研究的主要倡导者。2013 年 1 月，该学术中心 AMC 团队在《新英格兰医学杂志》(*NEJM*)上发表的文章描述了一个粪便移植的随机对照临床试验——这类研究首次被公开报道。尼乌多普还和其他实验室科学家开展合作，以更好地理解其作用机制。他希望，这些研究最终能帮助医生由粪便移植转为更精细的治疗手段，以给患者注入选定的菌株。

艾斯曼开创性的论文发表在《外科学》杂志上，描述了用肛门灌注液状粪便的方法治愈了 4 名患假膜性小肠结肠炎的患者（症状和艰难梭菌严重感染的患者相似，但可能由一种不同的微生物引起），并称这不是首次在医疗中使用粪便，用粪便悬浮液治疗食物中毒和严重腹泻首次由中国医生于 4 世纪进行，到了 17 世纪被用来治疗初生的乳牛的肠道疾病。2010 年，《纽约时报》刊登了一篇文章，介绍了美国明尼阿波里斯市明尼苏达大学医学中心的胃肠病学家亚历山大·科鲁茨（Alexander Khoruts）用粪便移植的方法成功治愈了一名艰难梭菌严重感染的患者，之后美国学界对粪便移植的研究兴趣愈发浓厚。

尼乌多普与荷兰瓦赫宁根大学微生物生态学家威廉·德沃（Willem Devos）展开合作，威廉·德沃说："我们已经证明，一些重要的菌种在艰难梭菌患者体内丧失了，而另外一些有害的菌种大行其道。"他的研究还证明，艰难梭菌患者体内的微生物多样性程度仅仅与一名 1 岁大的儿童相当。但经过抑制治疗之后，来自捐赠者的厌氧性微生物会停留在患者的肠道内，帮助患者恢复微生物多样性。

粪便移植的原理明显利用了恢复肠道内的微生物生态系统，通过粪便移植，使患者体内增加了微生物的多样性，使有益菌获得了足够多的数量，抑制有害微生物的生长。这与古代中医的一些治理方案非常类似。

6.7 "大一统"符合整合之理

吴雄志教授讲"大一统"，提出："寒温一统，内外一统，古今一统，中西一统"，完全符合整合思维。我们下面从整合性理解伤寒与温病、外感与内伤、中医学与现代科学及心理学三个方面来讨论。

6.7.1 整合性理解伤寒与温病

《吴述伤寒杂病论研究》认为，当我们对伤寒、温病深入研究的时候，会发现二者在本质上是相互融通的，温病学是基于《伤寒杂病论》原理而发展起来的。伤寒以六经辨证，温病则以卫气营血辨证、三焦辨证。其一，六经辨证可以通卫气营血辨证，太阳在卫，阳明在气，少阴在营血，卫气营血传变实为六经之越经传。其二，六经辨证可以通三焦辨证，太阳、少阳在上焦，阳明、太阴在中焦，少阴、厥阴在下焦，为经典的六经传变。

分则为伤寒、温病……，辨证体系各不相同；合则为一，不管是伤寒，还是温病，还是伤湿、伤暑、伤风……均为一，为外感。

6.7.2 整合性理解外感与内伤

分则为二：内伤与外感，辨证方法各不相同，外感多以六经、卫气营血、三焦辨证，内伤则多以脏腑辨证。

合则为一：内伤可致经络、气血运行失和，六气化为六淫为患而为外感；外感亦可久伤正气，致使脏腑偏盛偏衰，或直中脏腑，而为内伤。如《四圣心源·卷二》所云："内外感伤，百变不穷，溯委穷源，不过六气。六气了彻，百病莫逃，意至简而法至精也。"

赵献可在《医贯·主客辨疑·郁病论》里讲过一句话，"凡外感者，俱作郁看"。外感病就是因为经气郁塞了，用越鞠丸、逍遥散一类的方剂可以解决外感病，解决太阳病。外感病可以用枢转少阳的方药来解决，反过来，抑郁症也可以用外感病的方剂来解决，麻黄汤、桂枝汤、柴胡剂等都有可能用于抑郁症的治疗。所以，不要以为抑郁症非得用治疗内伤病的方药，治疗外感病的这一大类方药都可能用于治疗抑郁症。经气畅达了，就能帮助机体枢转少阳。

少阳病的研究亦有助于我们理解外感、内伤一理。少阳病的病理，最关键的就是少阳不枢，治法中最关键的就是使少阳枢机恢复正常。周学海在《读医随笔·证治总论·升降出入论》讲："内伤之病，多病于升降，以升降主里也；外感之病，多病于出入，以出入主外也。"外感病主要是解决出入的问题，就是疏表透邪的问题。少阳三焦这个枢机，既可以向上向外转枢透表，比如柴胡桂枝汤、小柴胡汤等方，从少阳之枢外达太阳之气，从少阳、从募原、从腠理向外枢转；又可以向下向内转枢，助阳明之阖，比如大柴胡汤、柴胡加芒硝汤。

"伤寒中风，有柴胡证，但见一证便是，不必悉具"，那一证是什么？默默不欲饮食就是一个重要的证候。情绪不好，食欲不好，抑郁症，就可以考虑用小柴胡汤去解决。所以，小柴胡汤不但可以治疗外感病，也可以治疗内伤病。

既可以向上向外，又可以向下向内，外感、内伤皆可调，这就是少阳枢机的特点。

6.7.3 整合性理解中医学与现代科学、心理学

我们先看医学的分与合。

分则有中医，有西医，还有藏医、蒙医、顺势医学……理论基础各不相

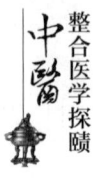

同，诊断、治疗各异，中医重四诊合参，重整体，重感觉，重有神、无神；西医重形质，重量化，重各种检测手段。

合则为一，不管是中医、西医，还是藏医、蒙医、顺势医学……都是为了护佑人类生命健康。

而作为目前我国医学主流的西方医学，其基础为现代科学、现代生物学等，而随着现代科学、现代生物学的不断发展，现代西方医学也不断更新迭代。随着现代西方医学的不断发展，日益认识到精神、心理在临床中有着重要的作用。而心理学也在 20 世纪以来得到不断的更新发展，产生了诸多的心理流派：精神分析、行为主义、认知、人本主义、整合心理学……

而在西方心理学融合东方文化智慧，不断发展的同时，我们东方却仍有些人质疑中医学夹杂心理因素，唯除之而后快，殊不知，这样可能会"给孩子洗澡，把孩子和脏水一起泼掉了"。

学问有许多层次。《庄子》就提到了"存而不论—论而不议—议而不辩"三个层次，而多层次是同时存在的，看我们认同的是哪个层次，"同于道者，道亦乐得之；同于德者，德亦乐得之；同于失者，失亦乐得之（《道德经》第二十三章）"，中医学是根于道的层次，怎么会是"同于失"层次的科学理解得了的呢？"失"这个层次的学问讲的是分析、分裂、比较，对非生物的研究很有用，但是遇到生命、人、意识、情感，这些就难以理解了。中医学则不同，中医学以对中华传统文化的情、感、心为线，纵贯无形之"道"的层次、"德"的层次、有形之"失"的层次而整合为一体。

整合之路，从心开始。我们下一部分将以中华传统文化为基，联系现代心理学等，为中医整合医学开拓新的天地。

> **信息点拓展** 安慰剂效应与反安慰剂效应
>
> 安慰剂效应于 1955 年由毕阙博士（Henry K. Beecher）提出，亦可理解

为"非特定效应"（non-specific effects）或受试者期望效应。安慰剂效应在临床过程中比比皆是。甚至如心绞痛这样严重的器质性疾病，使用安慰剂也有1/3以上的患者获得症状的改善，许多镇痛剂都具有明显的安慰剂效应。还有一些患者，在使用安慰剂时，也可出现恶心、头痛、头晕及嗜睡的药物不良反应，也属于安慰剂效应。

一个性质完全相反的效应亦同时存在——反安慰剂效应（nocebo effect）：患者不相信治疗有效，可能会令病情恶化。反安慰剂效应可以使用检测安慰剂效应相同的方法检测出来。例如一组服用无效药物的对照群组（control group），会出现病情恶化的现象。这个现象相信是由于接受药物的人士对于药物的效力抱有负面的态度，因而抵销了安慰剂效应，出现了反安慰剂效应。这个效应并不是由所服用的药物引起，而是基于患者心理上对康复的期望。

产生安慰剂效应的心理和生理机制相当复杂，目前还没有很好的解释。一些学者认为，是大脑在紧张时释放的内啡肽等缓解疼痛的吗啡类化学物质所起的作用。还有一些学者则认为，这是某种形式的条件反射作用。而不论产生安慰剂效应是哪种机制，精神作用无疑是起着非常关键的作用。

7　整合性情绪探索

> 天有四时五行，以生长收藏，以生寒暑燥湿风。人有五藏，化五气，以生喜怒悲忧恐。故喜怒伤气，寒暑伤形。暴怒伤阴，暴喜伤阳。厥气上行，满脉去形。喜怒不节，寒暑过度，生乃不固。
>
> ——《素问·阴阳应象大论篇第五》

整合对于每个人来说，都是全身心的整合，否则不可能达到真正的整合。中医学历来重视心理在健康中的重要作用，宋代陈无择提出三因致病说，"六淫，天之常气，冒之先自经络流入，内会于脏腑，为外所因。七情，人之常情，动之则先自脏腑郁发，则见于肢体，为内所因。其如饮食饥饱……有悖常理，为不内外因。"将情绪作为一种致病因素。我们将从现代对情绪的研究探赜整合的相关心理内容。

情绪是人生的基本元素之一。情绪联结着身体与大脑，联结着人与其他人。对于情绪有许多研究，定义也各不相同，而目前影响比较广泛的是西方传统情绪观。莉莎·费德曼·巴瑞特（Lisa Feldman Barrett）教授通过研究，提出了"情绪建构理论"，发现了传统情绪观的许多谬误。我们在情绪建构论基础上，探索情绪的整合性内容。

7.1 传统情绪观

西方传统情绪观表现形式多样，已存在了数千年。传统情绪观深深扎根于现代西方文化。几乎在每本大学心理学入门书籍中都可以发现传统情绪观，告诉我们：情绪是我们内心独特的属性，它们可以通过面部表情和肢体语言表达出来。传统情绪观已经与我们的社会秩序融合在了一起。

传统情绪观认为情绪是人类天生就有的。当发生某件事时，我们的情绪便会自动出现，并且可以通过面部表情、声音、动作等展现出来。根据传统情绪观，我们的每一种情绪都有一组特定的身体变化，即"情绪指纹"。

情绪被认为是一种非理性反射，一般和我们的理性无关。情感和理性的内在斗争一直是西方文明的重要内容，因为这种斗争，我们才是人类；没有理性，我们就只能是情绪化的野兽。

尽管传统情绪观的知识谱系历史悠久，广为人知，对我们的文化和社会影响巨大。但大量科学实证表明，这种观点是错误的。为了验证每个情绪都拥有其对应的唯一的生理指纹，研究人员花了一个世纪也没有找到答案。研究者们发现，即使是同一个情绪，受试者的面部肌肉运动也大不相同，并且没有呈现出一致性。在研究的过程中，他们确定了一件事——情绪没有"指纹"。当我们愤怒时，我们的血压可能会迅速飙升，也可能不会。当我们感到恐惧时，我们的大脑中负责恐惧的杏仁核可能会变得活跃，也可能不会。诚然，数以百计的实验为传统情绪观的合理性提供了某些证据，但也有数以百计的实验对这个证据提出了质疑。

7.2 传统情绪观的谬误

巴瑞特教授通过研究发现,传统情绪观有许多谬误之处,比如,情绪指纹的寻找、布洛卡区与三重脑学说、在大脑中寻找控制恐惧的区域等。

7.2.1 没有情绪指纹,变异性才是常态

传统情绪观的所有理论都认为每个情绪类别都具有独特指纹。这种信念,致使很多科学家走上了在人脑中寻找情绪区域的道路,结果发现这是在做无用功:没有情绪指纹,变异性才是常态。

传统情绪观认为,情绪(如悲伤和恐惧)具有不同的本质。有学者认为,每种情绪本质都在大脑皮质下有一个回路。也有学者认为,情绪就像心理器官,类似于具有特定功能的身体器官,情绪的本质是一组基因。还有学者认为每种情绪都有一个天生的、不可见的本质,他们把这个本质看作一个"程序"。保罗·艾克曼(Paul Aikman)提出了基本情绪理论,根据该理论,快乐、悲伤、恐惧、惊讶、愤怒、厌恶这6种基本情绪的本质是由外界事物自动触发的。还有一种传统情绪观叫作"情绪评定理论",即在你和世界之间增加一个评定过程。该理论认为,你的大脑首先会对情形进行判断,然后决定是否激活情绪。

科学家们对愤怒、厌恶、悲伤以及快乐进行研究时,杏仁核的活动会持续增强。这表明不管杏仁核在恐惧情绪中发挥了什么作用,在其他情绪出现时,它都展示出同样的功能。

通常被认为与情绪无关的事件中,杏仁核的活动也会增强,比如当我们感觉痛苦时、学习新东西时、遇见陌生人时,或者做决定时。实际上,每个所谓的情绪大脑区域都被牵涉创造非情绪事件中,如思想和感知。

我们发现，任何大脑区域都不包含任何单一情绪的指纹。即便你一次思考多个连通区域（脑网），或者用电刺激个别神经元，你也找不到情绪指纹。其他据称具有情绪反应的动物实验也证明了同样的结论，如对猴子和老鼠的实验。情绪源于放电神经元，但是没有哪个神经元是专门用于产生某个情绪的。

人们对传统情绪观实验的质疑声越来越大。脸部肌电图研究表明，在一个情绪类别中，即使是同一个实例体验，人们面部肌肉的运动方式也会不同，他们不会一直使用一种方法。大量元分析告诉我们，一个情绪类别与不同的生理反应有关，它不会自始至终只有一个反应。大脑神经回路通过多对一的简并原则活动：一种情绪类别（如恐惧）中有无数实例，在不同的时间、不同的人身上，这些实例涉及的大脑模式都不相同。反过来，同一神经元也可以参与创造不同的情绪状态（一对多）。

"元分析"的出现对传统情绪观是一次沉重的打击。科学家对不同实验进行了梳理，然后利用统计学方法把他们的研究结果结合在一起。举一个简单的例子，假设你想要验证心跳加快是不是快乐的身体指纹，只要将所有测量过人在快乐时心率情况的实验综合起来做元分析就可以做到。

研究发现，身体内部器官的协调作用，就如一个管弦乐队，在快乐、恐惧等情绪产生时，可以演奏出不同的乐章。我们可以清楚地看到情绪实例的多样性。比如，在一个令人崩溃的、充满羞辱的情境中，并不是所有的人都会生气，都会热血沸腾、手心出汗、满面潮红；愤怒有着多种表现形式，有些人会在座位上来回移动，有些人会摇头、沉默不语，还有的人满面通红、大喊、不停地挥舞着手指……

通过对数百个实验的分析，巴瑞特教授总结道：在自主神经系统中，不同的情绪并没有一致的特定指纹。在不同的场合、不同的环境、不同的研究中，对于同一个人或者不同的人，相同的情绪类别会出现不同的生理反应，

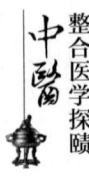

不存在一致性,变异性才是常态。

任何情绪类别都具有多样化的性质。例如,愤怒的变化远远超过了传统情绪观可以预测或者解释的范畴。当我们对某个人生气的时候,是会大喊大叫地骂人,还是仅在心里愤愤不平?或者会反击回去?还是会瞪大眼睛,眉毛上扬?在这种时候,我们的血压可能会上升或者下降,也可能不变。有的人也许会感觉心跳加快,有的人也许不会。有的人双手可能变得湿冷,也有的人还是干爽的……不管哪种变化,我们的身体都为下一步行动做好了准备。

想要真正理解情绪,我们必须开始慎重对待情绪变异性。巴瑞特教授发现在辨别情绪体验时,人与人之间存在着巨大差异。

信息点拓展 • 情绪粒度

什么是情绪粒度?情绪粒度足够高的人,往往拥有数千个情绪词汇来描述不同情绪;情绪粒度低下的人,往往只有数个词汇描述情绪。一名优秀的画师可能会识别多种不同深浅的蓝色,他可以认出天蓝色、钴蓝色、海蓝色、品蓝以及蓝绿色等。而有的人只能统称为"蓝色"。巴瑞特教授在情绪上发现了同样的现象,称"情绪粒度"。"情绪粒度高"是指可以准确解读内心的情绪状态。如果某个人能够用不同的词(如"快乐""悲伤""恐惧""厌恶""兴奋""敬畏")来区分不同的情绪,那么他一定能发现每个情绪的生理线索或者反应,并能够正确解读它们。如果一个人无法区分"焦虑"和"抑郁"情绪,那么他的情绪粒度就会很低。

情绪粒度携带了社会构建、心理构建、神经构建三要素的全部内容。巧妙的情绪调节,都与内感受网络和情绪粒度相关。

人生的意义在于建构,建构来自我们相信我们的经验,这不仅包括外在的感受,也包括内感觉。我们的学习,尤其是增加情绪粒度,会让我们能更好地描绘情绪光谱，而人类与环境的互动就构成了我们的社会现实。

7.2.2 布洛卡区与三重脑学说的谬误

19世纪中期，沉迷于达尔文观点的医生保罗·布洛卡（Paul Broca）宣称他已经在大脑中发现了人类语言点。通过观察，他发现大脑左额叶的一个受损区域的患者无法流利地说话，这种情况叫作失语症或者表达性失语。当一个患有布洛卡失语症的人想要说一些有意义的事情时，其词语表达是混乱的、无意义的。这与古典观科学家把杏仁核病变看成恐惧回路很像。从那时开始，大脑的这个区域就被命名为"布洛卡区"。问题是，布洛卡几乎没有证据证明自己的观点，反而是其他科学家有一大堆证据可以证明他是错的。例如，有的患有失语症的患者的布洛卡区是健康的。

三重脑理论把人类大脑定义为爬虫类大脑、边缘系统和新大脑皮质。这个虚幻的层次结构体现了达尔文人类进化的观点——首先进化出基本的生理需求，然后是狂热的动物激情，最后进化出我们人类至高无上的理性。我们把它们称作感知、情绪和认知。弗洛伊德把这称之为本我、自我，以及超我。科学家从传统情绪观中获得灵感，于是宣称在大脑边缘区确定了很多情绪区域，如杏仁核，这些区域（据说）受皮质和认知控制。但是现代神经科学表明，所谓的边缘系统是虚构的，许多低等的动物亦有着三重结构，研究大脑进化的专家也不再把它当真，更不用说把它看成系统了。因此，边缘系统不再是大脑中的情绪区。

7.2.3 在大脑中控制情绪区域的寻找

在20世纪30年代，科学家海因里希·克鲁尔（Heinrich Krull）和保罗·布西（Paul Busy）在摘除了恒河猴的杏仁核时首次发现它与恐惧情绪有关联。杏仁核是存在于（大脑的）颞叶深处的一组神经元。被摘除了杏仁核后，这些猴子会毫不犹豫地接近那些平时让它们感到恐惧的物体或者动物，如蛇、陌生的猴子等。克鲁尔和布西认为猴子的这些行为源于"恐惧的缺失"。多年来，科学家一直认为这是杏仁核定位情绪的典型案例。不久之后，其他研究人员开始研究杏仁核受损伤的人类，看看这些患者是否还能体验或者察觉到恐惧。研究发现，杏仁核受到了损伤的人无法习得恐惧的体验。研究人员又融合了其他类似的证据，最后得出结论：杏仁核是大脑中的恐惧中枢。

随着脑损伤研究的不断深入，研究人员又发现了很多杏仁核损伤的患者，并对他们进行了测试，进一步证实了杏仁核溶解和恐惧情绪之间确实有清晰而具体的联系。但同时也出现了反证。最重要的反证源于一对同卵双胞胎，他们因为皮肤黏膜类脂沉积症失去了杏仁核。这两个人在12岁时被确诊患病，他们智力正常，且接受了高中教育。他们基因相同，患有同样的脑损伤，在童年时期和成人时期的生活环境也一样，但关于恐惧，两人则有着完全不同的描述。其中一个有恐惧缺陷，而另一个没有。这些发现否定了杏仁核作为恐惧中枢的观点。根据这些发现，研究人员反而可以确定大脑一定是通过多种方式创建恐惧体验的，"恐惧"的情绪不一定固定在某一区域。

在对恐惧进行研究的实验中，杏仁核的活动的确会增强，在对愤怒、厌恶、悲伤以及快乐进行研究时，杏仁核的活动也会持续增强。这表明不管杏仁核在恐惧情绪中发挥了什么作用，在其他情绪出现时，它都展示出同样的功能。在通常被认为与情绪无关的事件中，杏仁核的活动也会增强，比如当你感觉痛苦、学习新东西、遇见陌生人或者做决定时。

7.3 情绪构建

情绪建构论和传统情绪观代表了两种迥然相异的体验世界的方法。传统情绪观推崇直觉——外界活动激发我们内在的情绪反应。基于该理论，思想和情感定位于大脑的不同区域。而情绪建构论则认为，我们的大脑在无形中构建了我们体验到的每件事，包括情绪。这种理论提出了模拟、概念和简并等，并认为情绪构建是整个大脑同时作用的结果。情绪构建论融合了三种构建理论：社会构建理论强调了文化和概念的重要性；心理构建理论认为情绪是由人的大脑和身体内的核心体系构建的；神经构建理论认为经验和大脑相联结。

7.3.1 神经构建

我们的任何身体运动，都伴随着体内运动。甚至当我们处于睡眠中，我们的体内运动依然在不断进行。那些体内运动产生的感觉，巴瑞特教授将其称为内感受。比如，我们的大脑对血压、心跳等的感受，就是一种内感受。内感受大脑网络对情绪生成非常重要。

内感受网络包括一些非常重要的网络，其中一组被称为"身体预算分配区域"，它是指我们加快心跳、放缓血压等这些对身体内部的操作，主要由大脑默认模式网络等构成；另一组被称为初级内感受皮质，即后脑岛。

我们是在内感受网络与执行控制网络等不同大脑网络的交互下，将感官输入大脑中的情绪概念，解码为某种情绪实例。在解码时，大脑不断进行各种预测，当大脑的预测和感官输入相匹配时，情绪实例从此诞生。当大脑的预测和感官输入不匹配时，我们的大脑则会体验失明。

无论是预测情绪还是掌控情绪，我们都要重视内感受网络及预测回路。如何提高内感受网络？比如休息、放松、睡眠都有益于大脑默认模式网络。只有当我们给予内感受网络足够多的身体预算分配资源，大脑与情绪相关的算力才会改善。同样，当我们试图提高大脑对情绪的预测准确度时，我们需要提高情绪粒度。

信息点拓展 ● **大脑默认模式网络**

默认模式网络（default mode network，DMN）概念由马库斯·赖希勒（Marcus Raichle）于2001年提出。其在研究中发现，人脑在无外界任务的清醒、静息状态下仍存在有组织的脑区功能活动。于是提出，大脑在静息状态下存在部分脑区处于自发持续激活状态，这些脑区称为默认模式网络。DMN在静息时也在处理重要的功能信息，目前认为可能与大脑对内外环境的监测、情景记忆及自我意识密切相关。

大脑进入发散模式后的工作机制会激活大脑的默认网络——我们不专注于任何事情时返回的网络。

7.3.2 心理构建

情绪产生的内在关键心理过程包括了模拟、概念形成、简并等。

7.3.2.1 模拟是我们内在心理世界产生的关键因素

20世纪90年代晚期，关于模拟的发现开创了心理学和神经科学的新纪元。研究显示，我们看到的、听到的、碰触到的、尝到的以及闻到的很大一部分感知都是对世界的模拟，而不是对世界的反应。

每个人都是自己世界的建筑师，尤其是在生命早期。一些专家推测，模拟不仅是一种常见的感知机制，它同时也是理解语言、感受同情、记忆、想象、做梦以及其他心理活动的常用机制。根据我们的常识，思考、感知和做梦是不同的心理活动，但依然有一个通用过程可以用来描述所有这些心理活动。模拟是所有心理活动的默认模式，模拟也是揭露大脑如何创造情绪之谜的关键。

模拟是我们的大脑对世界上正在发生的事情的猜测。在每一个清醒时刻，通过我们的眼睛、耳朵、鼻子和其他感觉器官，我们都要面对大量模糊不清的嘈杂信息。我们的大脑利用我们过去的经验构建了一个假设——模拟。有研究使用捣碎的婴儿食品——包括桃子和菠菜等，将其小心地涂在纸尿裤上，它们看起来特别像婴儿的粪便。即使大家都知道纸尿裤上是食物，但依然有不少人呕吐了。

7.3.2.2　概念是模拟外部世界，构筑情绪心理世界的砖石

概念实际上是我们大脑中神经模拟的集合，它代表了我们过去的经历体验。我们的大脑以不同的方法把这些模拟结合在一起，感知并灵活指导我们在新情境中的行为活动。

根据我们的概念，我们的大脑会把一些事情集合在一起，而把另一些事情分开。我们的概念是大脑的一个主要工具，用来猜测即将到来的感觉输入的意义。比如，许多疾病，虽然机理尚不明确，但如果有了名称、有了概念，就仿佛完成了任务。

许多文化差异就是因为概念的不同。只要我们活着，我们的大脑就会利用概念模拟外部世界。没有概念，我们就会出现体验盲区。有了概念，我们的大脑就会自动地对视觉、听觉和其他感觉进行模拟，以概念为砖石构建心理世界之大厦。

我们的大脑遵循同样的过程，为源于我们身体内部的感觉（如心跳、呼吸等）赋予意义。从我们大脑的角度来看，我们的身体是感觉输入的另一个来源。心肺、代谢、体温改变等带来的感觉，这些存在于我们体内纯生理上的感觉不存在心理学上的意义。然而，一旦概念参与进来，那些感觉就具有了附加意义。

坐在餐桌旁，如果我们感到胃有点儿疼，可能是饿了。如果是流感季节，同样的胃痛可能会让我们感到恶心。如果作为一名法官，正在审案，胃痛会可能会让我们直觉地认为被告不可信。在一个特定的时刻、特定的环境中，我们的大脑会在赋予内部感觉意义的同时，赋予源于外部世界的感觉以意义，所有这些都是通过模拟实现的。由胃痛这种感觉，我们的大脑构建出饥饿、

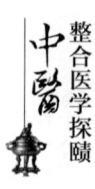

恶心或者不信任的实例。我们的大脑通过构建概念实例，结合外部环境输入的感觉，为我们的胃痛创造意义。

7.3.2.3 "简并"

研究发现，一种精神活动（如恐惧）不是由一组神经元形成的。只有不同的神经元组合起来才能产生恐惧。神经系统科学家把这一原则叫作"简并"，意思是"多对一"：多个神经元组合会产生同样的结果。

在神经系统科学中，核心系统的真实性已经得到验证，但最容易观察到核心系统的方法则是脑成像技术，这种技术常被用来研究大脑活动。今天，最常用的脑成像方法叫功能性磁共振成像（functional magnetic resonance imagine，fMRI）。功能性磁共振成像能够在人们体验某种情绪或者感知他人情绪时，观察人类大脑活动而不会对人脑造成损害，同时记录由活跃的神经元所造成的磁场信号改变情况。脸部肌电图研究表明，在一个情绪类别中，即使是同一个实例体验，人们面部肌肉的运动方式也会不同，他们不会一直使用一种方法。大脑神经回路通过多对一的简并原则活动：一种情绪类别（如恐惧）中有无数实例，在不同的时间、不同的人身上，这些实例涉及的大脑模式都不相同。反过来，同一神经元也可以参与创造不同的情绪状态（一对多）。

一个情绪类别，如悲伤、恐惧或者愤怒，在大脑中并没有一个单独的位置，每个情绪实例都需要研究和理解整个大脑状态。因此，我们会问，情绪是"如何"炼成的？如果情绪实例就像馒头一样，那么大脑就像一个贮存了各种常用食材的厨房，如面粉、水、糖和小苏打等。利用这些食材，我们可以做出各种食物，如馒头、包子、花卷、面条等。同样地，你的大脑中也有核心"食材"，即我们在之前提到的核心系统。它们以非常复杂的方式结合起来，结合方式和食谱很像，产生各种各样的快乐、悲伤、愤怒、恐惧等情绪实例。这些"食材"本身具有多种用途，并不是专门为情绪服务的，但会参与情绪的建构。两种不同情绪类别的实例,如恐惧和愤怒,可能源于相同的食材,就像制作馒头和面条都会用到面粉一样。这种现象是因为简并在发挥作用:恐惧的不同实例是由整个大脑的核心系统的不同组合构建的。如果我们感受到了10种有关恐惧的情绪,那么它们都和一个特定的大脑网络有关,但每种恐惧感觉所涉及的大脑网络中的神经元是不同的。这就是网络层面的简并。恐惧不是一种身体模式——就像面包不是面粉一样,但它源于核心系统的互动。

即使我们都知道情绪的成分,但若孤立地研究它们,那么对它们如何协同构建情绪,我们只会得出错误的理解。如果我们孤立地研究小苏打,即使进行了品尝和评估,我们也不会知道它如何促成了馒头的形成。那是因为馒头在制作过程中会和其他食材发生化学反应。要想了解小苏打是如何改变面包配方的,我们必须观察它发挥作用的环境。同样,大脑其他部分也会对情绪产生影响,研究情绪的每个成分,我们需要把它们放到整个环境中。这种理论被称为"整体论"。该理论解释了为什么我们在自家厨房每次蒸出来的馒头都不一样。我们每次都是用了同样的配方,每种食材的重量相同,揉面团时间一样……但做出来的面包每次都不同,有时色浅,有时色重,有时更甜。那是因为蒸馒头除了按配方操作,还包括一些其他情况的不同,如我们揉面团的力度、厨房的湿度、面团膨胀的温度等。构建理论融合了简并的多对一原则——许多组不同的神经元可以产生相同的结果以增强物种的稳定性。

7.3.3 社会构建

情绪的社会构建主要指情绪的产生有着重要的社会意义。情绪也是社会现实。只有当我们从文化中习得情绪的概念,并通过社会认同把额外功能赋予感知时,生理变化,如心率、血压或者呼吸的变化才会构建为一种情绪体验。当一位朋友睁大眼睛时，我们会认为他有恐惧或者惊讶的情绪，这就是根据我们使用的概念判断的。

情绪是真实存在的，但从客观上来讲，其真实性与分子或神经元的真实性不同，情绪是人类共识的产物。比如，微笑不仅可以表达快乐，还可以表达尴尬、愤怒乃至伤心……更多地取决于情境因素。在不同文化中，情绪会有着不同的解读。情绪的出现是我们身体各个部分协调作用的结果，包括我们的各种生理特征、一个受环境影响的灵活的大脑、我们的文化背景和成长环境。

当听到火星大地震时，并没有激发我们大脑内的悲伤回路，而我们在听到汶川大地震时感到了悲伤，那是因为我们自小就受某种特定文化的熏陶——我们很早就知道，当某些身体感觉和巨大损失产生共鸣时，"悲伤"就有可能发生。基于过去一些零散的体验经历，比如我们对恐怖事件的了解，发生类似事件时产生的悲伤情绪，再面对类似的悲剧时，我们的大脑便能快速预测出我们的身体应该有什么反应。这种预测导致了我心跳加速，面部潮红，胃紧紧地揪在一起。是这些预测让悲伤情绪的实例有了意义。通过这种方式，我们的大脑构建了我们的情绪体验。我们特定的身体活动和情感并不是悲伤的指纹。如果预测不同，我们的身体反应也会不同，我们可能不会面部潮红，反而会浑身发凉，我们的胃也不会揪紧，但我们的大脑最后依然会把情感引向悲伤。不仅如此，就算我们出现了心跳加速、面部潮红、胃紧紧揪在一起、热泪盈眶等反应，也不一定意味着我们就是悲痛伤心，也有可能是愤怒或者恐惧。

就情绪而言，社会建构理论探讨的是社会角色或者信仰是如何影响情感和感知的。社会建构理论通常认为情绪和生物学无关；相反，根据社会建构理论，出现哪种情绪，取决于这个人当时所拥有的不同的社会角色。社会建构理论关注的是我们周围的社会环境对情绪的影响。

信息点拓展 ● 情绪实例

一个情绪词汇，如"愤怒"并不是一种带有独一无二生理特征的具体反映，而是一组与特定情境联系在一起的高度变异的多个实例的概要。我们通常所说的情绪，如愤怒、恐惧和快乐，更确切的说法是指情绪类别，因为每个类别都包含很多不同的实例。"愤怒"的实例也会因为一个人的生理表现（包括面部运动、心率、激素、嗓音、神经活动等）的不同而发生变化，这种变异性可能和环境或者当时的情境有关。

威廉·詹姆斯认为："每一个情绪实例，而不是每一个情绪类别，都源于一种独一无二的身体状态。"这意味着我们在恐惧时可能会浑身发抖、跳起来、僵住一动不动、尖叫、大口喘气、躲起来、攻击，甚至面对恐惧大笑也有可能。每次恐惧出现时都伴随着一系列不同的身体内部变化和感觉。詹姆斯指出："'害怕'被大雨淋湿和对熊的恐惧，这两种恐惧是不同的。"

我们以一个情绪实例为例探索情绪的构建。每个人在森林中看到一只熊并逃跑的时候，他们建构出来的经验都会不一样。重要的是，这个经验不是因为"恐惧回路"被打开了，而是因为建构论内、外构建元素交织在一起。

每一种情绪有了一个个情绪实例才会鲜活起来，正如中医的学习有了一个个的案例才让我们的中医传承发展生动起来，许多医家都特别重视案例的学习，编写了案例版教材，如汪受传、虞坚尔教授主编了中医药五年制本科案例式教材《中医儿科学》。

7.4　整合性情绪探索

我们结合"情绪建构理论"等现代心理学理论探索整合性情绪构建理论。主要分三个部分：情绪构建的整合性；情绪整合性符合三易之理；强调接纳性，避免反应性。

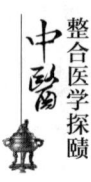

7.4.1 情绪的整合性构建

情绪是整合性的，构建于神机与气立之间，生成于天、地、人所构建的体系之中，并为五脏气化所主。中医学历来重视情志，生理上将情志归分别属于五脏，病理上又与气化密切相关，病因上将情志因素列为三因之一，养生上重视情志的调摄。

7.4.1.1 情绪生成于神机与气立之间

神机与气立是中医学中非常重要的内容。人的生存，离不开神机与气立。《素问·五常政大论第八》中说："根于中者，命曰神机，神去则机息；根于外者，命曰气立，气止则化绝。"我们的生命离不开气机的升降出入，气的升降出入即气立。神机则为意识、自我意识层次。我们会发现生命自身是"气立、神机"共构的生命结构。

情绪生成于神机与气立共构之间。情绪，需要气的支撑，也需要神机的主持。没有气的支撑，情绪不可能表现；没有神机的主持，情绪也会紊乱。而神机、气立一根于中，一根于外；赋之予人，又可分为三，则为天、地、人。

7.4.1.2 情绪生成于天、地、人所构建的体系之中

早在《内经》成书时代，古人就认为，情绪生成于德、气、生、精、神、魂、魄、心、意、志、思、智、虑体系之中，虽无"情绪"之词，而含情绪之意。《灵枢·本神第八》曰："天之在我者德也，地之在我者气也，德流气薄而生者也。故生之来谓之精；两精相搏谓之神；随神往来者谓之魂；并精而出入者谓之魄；所以任物者谓之心；心有所忆谓之意；意之所存谓之志；因志而存变谓之思；因思而远慕谓之虑；因虑而处物谓之智。故智者之养生也，必顺四时而适寒暑，和喜怒而安居处，节阴阳而调刚柔。如是，则避邪不至，长生久视。是故怵惕思虑者则伤神，神伤则恐惧，流淫而不止。因悲哀动中者，竭绝而失生。喜乐者，神惮散而不藏。愁忧者，气闭塞而不行。

盛怒者，迷惑而不治。恐惧者，神荡惮而不收。"

可见，古人认为，天予人以德，地予人以气，进而才会有生命。父母予我们以精、神，进而魂、魄、心、意、志、思、智、虑逐步生而成之。构建了一个天、地、人的体系，情绪亦生成于其中。养生就要顺应天地四时之变化，调和情绪之变化。情绪之变化则与五脏气化密切相关。

7.4.1.3 情绪由五脏气化而产生，并可影响气机气化

我国古人早已认识到情绪是由内在脏腑气化而产生，如《素问·阴阳应象大论篇第五》云："人有五藏，化五气，以生喜怒悲忧恐。"《四圣心源·卷一》云："肝之气风，其志为怒。心之气热，其志为喜。肺之气燥，其志为悲。肾之气寒，其志为恐。脾之气湿，其志为思。"

情绪可影响气机气化，而致疾病产生。如《素问·举痛论篇第三十九》曰："百病生于气也。怒则气上，喜则气缓，悲则气消，恐则气下，寒则气收，炅则气泄，惊则气乱，劳则气耗，思则气结，九气不同，何病之生？岐伯曰：怒则气逆，甚则呕血及飧泄，故气上矣。喜则气和志达，荣卫通利，故气缓矣。悲则心系急，肺布叶举，而上焦不通，荣卫不散，热气在中，故气消矣。恐则精却，却则上焦闭，闭则气还，还则下焦胀，故气不行矣。寒则腠理闭，气不行，故气收矣。炅则腠理开，荣卫通，汗大泄，故气泄。惊则心无所倚，神无所归，虑无所定，故气乱矣。劳则喘息汗出，外内皆越，故气耗矣。思则心有所存，神有所归，正气留而不行，故气结矣。"

7.4.2 情绪整合性符合三易之理

汉代郑玄《易赞》云："《易》之为名也，一名而含三义：易简一也，变易二也，不易三也。"《周易》的"易"，有三义，就是：变易、不易、简易，亦称"三易"（还有一种三易指连山、归藏、周易，不在此处讨论）。

情绪整合性完全符合三易之理。不易为情绪的建构提供了稳定性，变易

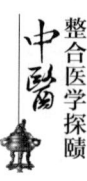

为情绪提供了无尽活力,简易为我们认识情绪提供了可能性。

7.4.2.1 不易为情绪的建构提供了稳定性

"不易",就是永恒不变的道理,即其确定性、规律性、有序性。我们研究宇宙万物的真理,就是要在纷繁错杂的万事万物中发现其中的基本规律。我们如果掌握了事物的不易之理,就能把世界上一切的事情看明白。

不易的有序构建为情绪提供了稳定性。中医学中的五行结构就是一个非常稳定的构建,将怒、喜、思、忧、恐等情绪分别归属于木、火、土、金、水五行,而又有生有克,生克相依,生克制化。

《素问·阴阳应象大论篇第五》云:"东方生风,风生木……在藏为肝……在志为怒,怒伤肝,悲胜怒……南方生热,热生火……在藏为心……在志为喜,喜伤心,恐胜喜……中央生湿,湿生土……在藏为脾……在志为思,思伤脾,怒胜思……西方生燥,燥生金……在藏为肺……在志为忧,忧伤肺,喜胜忧……北方生寒,寒生水……在藏为肾……在志为恐,恐伤肾,思胜恐。"

7.4.2.2 变易为情绪提供了无尽活力

《易经》告诉我们,世界上的事,世界上的人,乃至宇宙万物,每时每刻都在不断地变化之中,即变易。时间不同、环境不同、情感不同、精神不同,万事万物,随时随地,都在变化之中,没有不变的事物。欧美各国学习中国文化特别重视对《周易》的研究,多年以来有大量的《周易》译本,书名译作《变化的书》(*The Book of Changes*)。

古希腊哲学家赫拉克利特(Heraclitus)说"人不能两次踏进同一条河流",也没有任何两个情绪实例是完全相同的。同一种情绪的表现会有多种多样,比如,面对别人无故插队时的愤怒与被别人冤枉时的愤怒会完全不同。

7.4.2.3 简易为我们认识情绪提供了可能性

简易,就是把复杂的问题简单化,抓住要点(主要矛盾),加以解决,这才是智慧。简要是智慧之魂,《周易》用阴阳和六十四卦来象征宇宙的万事万物,以简驭繁,这种"简易",是大智慧。宇宙万事万物表现虽然错综复杂,变化多端,但其道却简而可道,如《道德经·第一章》云:"道可道,非常道。"情绪虽变化多端,也是可以为我们所认识的。

知常达变,知其不易,明其变易,我们就可以整合地理解情绪。整合是一条河流,河的左岸是不易,河的右岸是变易。不易的结构化构建为整合提供了稳定性,但只有稳定性则偏于刻板;变易的不确定性则为整合提供了活力。如果一切都是不易的,那只有死气沉沉,但只有变易则会偏于混乱。整合是介于不易与变易之间的状态,是独立的声音彼此和谐地联结,复杂性与生命力同时达到最优化。

7.4.3 超越反应性,强调接纳性

情绪和情感是人的心理生活的一个重要方面,是人对客观事物的一种反应,即人对客观事物与人的需要之间的关系的反应。心理学中,原始的情绪与生理的需要满足与否相联系,而情感与社会性需要满足与否相联系。生活中,二者常混用或被看作同义词。

中国传统文化提出养生的关键在于"宠辱不惊""恬淡虚无""精神内守"等,重视内省、内观、内证等。则是对反应性的超越,进入接纳性。

7.4.3.1 构建与反构建

中国传统文化构建了不易之体系,同时又以变易反构建,二者相辅相成。正如儿童之骨骼生长发育,在不断地破与立的相辅相成中成长。中医学构建了阴阳、五行等基础理论,构筑了一整套的有序的系统;同时又注重无序之必要性,不能拘泥于相对的规律,强调了具体情况具体分析。比如五行生克,我们知道,脾属土,肾属水,土克水,但在临床中,脾肾就不只是克的关系,还有肾为先天、脾为后天之先后天相辅相成的关系等。

情绪的整合性是不易的有序构建与变易的无序混沌之间的和谐。中国古

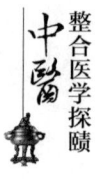

代文化重视构建结构的同时,也特别重视混沌。古人早就认识到,过于重视结构容易导致僵化。如果一定要把混沌结构化,那么恐怕就如《庄子·应帝王》云:"南海之帝为儵,北海之帝为忽,中央之帝为混沌。儵与忽时相与遇于混沌之地,混沌待之甚善。儵与忽谋报混沌之德,曰:'人皆有七窍以视听食息,此独无有,尝试凿之。'日凿一窍,七日而混沌死。"

要整合,我们就需要超越构建与反构建,进入接纳性的状态。

7.4.3.2 接纳性与反应性

接纳性的状态是开放的、"宠辱不惊"的状态,充分的安全感,对一切保持开放,准备接纳可能来临的一切,能够感知到自己的接纳性自我,开放自己,面对充满新的可能性的世界,是创造整合状态的潜在条件。

反应性的状态是闭锁的、"宠辱皆惊"的状态。当神经系统是反应性的时候,它实际上就处于战斗—逃跑—僵住不动的状态。在这种状态下,我们是不可能与其他人建立真正的联结。

情绪状态一般都是处于反应性的状态,要想进入接纳性的觉知状态,我们需要觉察自己内在的反应性感觉。

整合意识的练习不只是为了获得平静,找到个人适应策略背后的核心位置,以及隐藏在反应性防御层之下的接纳性状态,读者可以按书后附录进行练习。

7.4.3.3 走向内在,进入接纳性状态

中国传统文化重视内省、内观、内证等。关于内省等的态度,近代西方学者颇有波折:随着现代科学的发展,内省等比较主观的治学方法受到高度怀疑,20世纪初,约翰·布鲁德斯·华生(John Broadus Watson)等行为主义学者强行将内省等从心理学领域删除。随着心理学的发展,斯坦尼斯拉斯·迪昂(Stanislas Dehaene)等学者提出,不把内省作为研究方法,而把内省当作原始数据来研究,强调应足够严肃地对待内省,内省是一种建设意

科学的手段。

现代有无名氏著《内证观察笔记》，提出：内证是中医研究的基本原理、探索中医解剖学的重要方法。并用内证的方法来观察中医之藏象、经络以及疾病下藏象、经络的变化。

"恬淡虚无""精神内守"是走向内在，内省、内观、内证，进入接纳性状态的关键。《素问·上古天真论篇第一》曰："夫上古圣人之教下也，皆谓之虚邪贼风，避之有时，恬淡虚无，真气从之，精神内守，病安从来。是以志闲而少欲，心安而不惧，形劳而不倦，气从以顺，各从其欲，皆得所愿。"

7.4.3.4 接纳是人生永恒的功课

人这一生，关键是要接纳，接纳自己，接纳这大自然的赐予。以虚怀若谷的心，接纳自己不能改变的。生命因为未知才有意义，如果都是已知的，又有什么意义呢？接纳，是任其风起云涌，就那么看着它们。

许多心理问题，往往是开头是这样想的，然后又觉得这样想不对，不道德……或者有着各种各样否定这个想法的理由去否定它，然后开头的想法还会出来，这样不断斗争，就是问题。对抗，其实反而让它得以成为现实，反而加强了它。治疗的最好方法，就是接纳，任由其来自来，去自去，自然好了。让情绪自然流淌，当你接纳它时，其实它已随风而逝。

"接纳"和"接受"表面上差不多，但是，接纳强调的是主动地去接纳；接受则有着被动的意思在其中。接纳则是接而纳之，给之以空间、时间，允许其生长壮老已。

进入接纳性状态，就为整合式体验提供了可能。

8 整合式体验

> （庖丁解牛）臣以神遇而不以目视，官知止而神欲行。依乎天理，批大卻，导大窾，因其固然。技经肯綮之未尝，而况大軱乎！
>
> ——《庄子·养生主》

当许多人在集中全力研究疾病的时候，米哈里·契克森米哈赖（Mihaly Csikszentmihalyi）转而研究优秀的人的状态及体验。在大量案例研究的基础上，著《心流：最优体验心理学》，提出，心流是意识和谐有序的一种状态。而庖丁解牛中，庖丁无疑在劳作中"以神遇而不以目视，官知止而神欲行"，进入了接纳性状态，进入心流状态，具备了整合式体验。

而整合式体验包括心流、心身合一、天人合一等。

8.1 整合式体验之心流

米哈里·契克森米哈赖说，心流，是流动的最优体验。最优体验出现时，一个人可以投入全部的注意力，以求实现目标；没有失序现象需要整顿，自我也没有受到任何威胁，因此不需要分心防卫。我们把它称为"心流体验"，处于心流体验的人，大多采用这类字眼描述他们处于心流状态时的感觉："好像漂浮起来"，"一股洪流带领着我"。它正好是精神熵的反面——可以称为"精神负熵"。拥有它的人就能培养一个更坚强、更自信的自我，能够用更多的精神能量，专注于自己选择的目标。

在心流中，我们是精神能量的主宰，无论做什么事都能使意识更有秩序。它带给我们一种狂喜，一种自我满足。只要形成了进入心流的习惯，人生中许多事情，也就变得容易多了。心流的形成同时也是一场控制注意力的过程，体验过心流的人都知道，那份深沉的快乐是严格的自律、集中注意力换来的。

对于心流体验，米哈里·契克森米哈赖提出了八个要素、五大特点，而我们总结为整合式心流体验的三大特点：整合式目标的建构、整合式全神贯注、整合式内外循环。从而形成以整合式目标为核心，以整合式全神贯注为特征的整合式内外负熵循环。

8.1.1 整合式目标的建构

整合式目标，包括核心目标、周边目标、阶段性短期目标、长期目标等，共同构建为一个类似生命体的目标群。整合式目标符合三易之理：目标的不易、变易与简易。

8.1.1.1 目标之不易——明确的目标

心流体验之所以能达到完全的投入，是因为有着明确的目标，难易度适当，并不断地吸引全身心的注意力，推动工作的不断有序前进。

当思想、企图、感觉及所有感官都集中于同一个目标上时，自我体验也会臻于和谐。没有明确的目标，脚步向东方走去，心却想着北方，怎么可能有心流之体验？因此，一定要有一个明确的全身心的目标。目标的难易程度

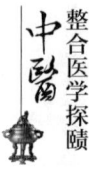

亦是心流体验的重要因素。

如果选择的目标微不足道，成功的乐趣也同样几近于零。倘若我们的目标只是躺在客厅的沙发上，那么可能很容易成功，但这并不会使我特别快乐。相形之下，历尽千辛万苦达到一个梦寐以求的目标，则会为自己的成功而欣喜若狂。

活动能带来多大的乐趣，主要还是取决于它的复杂性。自发的小游戏虽能纾解日常生活的无聊，却没有增益体验的作用。为了达到改善体验品质的目的，必须迎接更大的挑战，应用更高层次的技巧。一般来说，乐趣会在活动中某个特定点出现——行动的时机跟当事人的能力恰好相当的时刻。以打网球为例，如果双方实力悬殊，就毫无乐趣可言。技术差的一方会觉得焦虑，技术好的一方则觉得无聊。其他活动也一样：演奏技艺娴熟的人，太简单的曲子嫌乏味，过分复杂的曲子却造成挫折感。在此，挑战与行动能力恰好平衡有益于心流的体验。

8.1.1.2　目标之变易——目标有着顽强的生命力

整合性的目标是明确的，同时也是可变的。万事万物都在不断变化，我们的非核心目标也要随着环境的变化而不断变化，否则难以生存下去。而核心目标有着顽强的生命力，具有相对的稳定性。

目标与兴趣相结合才会有吸引力，兴趣是目标的内在动力。某些人刻意追求的东西，在别人眼中可能一文不值。有些外科医生喜欢开刀，甚至有人扬言，即使再优越的条件要他转内科，他也不干，因为他觉得内科医生永远没法清楚地知道自己在做什么。

心流的目的就是持续不断地流动。它不是向上的动作，而是奔流不已：向上爬只是为了让流动继续。爬山除了爬山之外，没有别的理由，它完全是一种自我的沟通。

当阶段性短期目标达成之后，还需要更具有挑战性的新目标的出现，才能进一步维持心流的状态。而新目标的出现，有益于在意识中创造新的秩序，强化自我的结构。

8.1.1.3 目标之简易——自成目标

心流的一大特色在于它本身就是目标。即使最初怀有其他目的，但到头来活动本身就已带来足够的报酬。"自成目标"指的是做一件事不追求未来的报酬，做这件事本身就是最大的回馈。为了赚钱而投资股市，不算自成目标的行动；但若是为了证明自己有预测未来潮流的能力而玩股票，却可以算是——即使两者最后在金钱上的报酬分毫不差。如果教导儿童为的是把他们培养成良好的公民，也不算自成目标；但是若为体会跟小孩儿沟通的乐趣而教导他们，就是自成目标了。从表面上看来，这两种情形不分轩轾，不过真正的差别是，在自成目标的活动中，一个人可以完全为行动本身而投入全部心力。

很多活动的乐趣都不是自然天成的，它需要我们在开始时做一些并非心甘情愿的努力。一旦个人技巧得到回馈，互动开始，自然就会产生心流的感觉。

自成目标的体验跟生活中典型的感受迥然不同。我们平时做的很多事情，本身都没有什么价值，只是不得不做，或是因为我们预期未来会有回报才去做。很多人觉得他们投注在工作上的时间根本就是一种浪费——他们与工作疏离，投注在工作上的精神能量根本得不到补充。

自成目标的体验即是心流，它能把生命历程提升到不同的层次。疏离变成了介入；乐趣取代了无聊；无力感也变成了控制感；精神能量会投注于加强自我，不再浪费于外在目标上。体验若能自动自发地产生报酬，现在的生命当然有意义，不需要再受制于将来可能出现的报偿。

最优体验是能量的一种形式，而凡是能量，都既可以用于造福人类，也可以用于破坏。正如火能带来温暖或灾害一样，原子能可以发电，也可能使

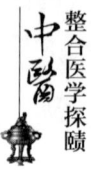

全世界化为灰烬。能量是力量，但力量只是工具，目标才能决定它会使人生更丰富还是更痛苦。

心流体验跟世间所有的事一样，不可能绝对的好。它的好在于它具有使人生更丰富、更紧凑、更有意义的潜力，在于它能加强自我的力量与复杂性。但心流的结果是好是坏，必须应用较广泛的社会标准加以讨论与评估。

若是因为一种能量有可能被误用就弃之不顾，可就完全违背情理了。如果人类因为火会把东西烧光就禁止用火，我们可能就跟猴子相差无几。我们当明辨心流的益与害，并将前者尽情发挥，对后者设限。

信息点拓展 • **精神熵**

米哈里借鉴物理学热力学的"熵"理论提出了"精神熵（psychic entropy）"。我们先来简单了解一下"熵"。

情景设置：一个中间被隔开的容器中，一边装有热水，另一边装有冷水。一般发生的只能是热水的温度下降，冷水的温度上升，不可能相反。这就是热力学第二定律所关注的。其主要内容有三：第一，冷的物体不可能向热的物体传递热量；第二，能量转化中必有损耗；第三，在自发过程中，浓度趋于扩散，结构趋于消失，有序趋于无序。无序的量度被称作"熵"。一切自发的物理过程，都是熵增加的过程。"熵"的反例，称之为"负熵"，负熵就是从无序走向有序的趋势。

米哈里认为，每当信息对意识的目标构成威胁，就会发生内在失序的现象，也可称之为"精神熵"，它会导致自我解体，使效率大打折扣。这种状况若持续过久，对自我将造成严重的损害，使自我再也不能集中注意力实现任何目标。米哈里说"精神熵是常态"。

内在失序，也就是信息与原有的整体发生冲突，或使我们分心，无法为实现意图而努力，是对意识极为不利的影响力。我们曾经为这种状况取了各式各样的名称，如痛苦、恐惧、愤怒、焦虑、妒忌等。所有失序的现象都强迫注意力分散，不再发挥预期的功能，精神能量也窒息了。

我们接收的每一条资讯，都要经过自我的评判。它对我们的目标是威胁、支持，还是完全中立？股市下跌的消息往往令银行家担忧，但对政治异议分子却可能是振奋人心的好消息。一条新资讯可能会使我们付出所有心力应付威胁，造成意识的失序；但它也可能强化我们的目标，激发出更多的精神能量。精神熵的反面就是最优体验，称之为"心流"。

8.1.2 注意力的控制

在平凡的日常生活中，我们受任意闯进意识的思想、事件驱使，心灵常会受到精神熵的干扰，精神能量不能流转自如，抑郁、焦虑等不时乘虚而入。心流状态则需要全身心投入的活动，全神贯注，进而知行合一，秩序井然，根本不容外来因素介入与破坏，从而提升了体验的品质，达到掌控自如。

8.1.2.1 全神贯注

在心流中人们会把生活中所有快乐的、不快乐的事都忘得一干二净。这是因为要想从活动中汲取乐趣，必须全心全意地专注于手头的工作，所产生的重要副产品——心流状态下的心灵完全没有容纳不相干资讯的余地。

一位热爱攀岩的物理学教授，描述他攀岩时的心境："好像我的记忆输入完全关闭，我只记得30秒钟以前的事，往后想，我也只能考虑到未来的5分钟。"实际上，从事任何需要集中全部注意力的活动，时间感都会变得紧凑。不仅时间集中于一点，更值得注意的是，能进入知觉的资讯也受到严格管制，平时自由出入脑海的恼人念头都暂时遭到封锁。

一位登山家说："登山时你全然不会想到生活中的种种问题，活动自成一个世界，吸引你所有的注意力。一旦进入状态，世界就变得十分真实，完全在你的控制之下，成为你的全部。"

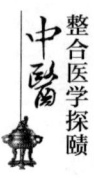

一位舞者也有一模一样的感受："这是一种在别处找不到的感觉，任何场合我都不会如此信心十足。如果是为了忘记烦恼，跳舞的疗效绝佳。不论我有什么问题，一踏进练舞场，都会统统丢在门外了。"

心流的专注，加上清楚的目标和即时的回馈，确立了意识的秩序，从而产生无穷的乐趣，以及身心流畅的心理状态。

8.1.2.2 知行合一

当情况要求一个人运用相关技巧来应付挑战时，这个人的注意力就会完全投入，不剩一丝精神能量处理任何与挑战无关的资讯，而完全集中于相关的刺激上。心流体验最佳特质就会在此时显现：当事人全神贯注，一切动作都不假思索，几乎完全自动自发；人与行动完全合一。

一位舞者在描述自己精彩的演出时表示："当时注意力完全集中，心中没有任何杂念，什么也不想；只是专心做一件事，全部活力畅流无阻，你会觉得轻松、自在而精力旺盛。"

一位棋手谈到决赛情形时说："集中注意力就像呼吸——你连想都不想。即使屋顶塌下来，只要没被击中，你就不会察觉。"正因为如此，我们才把"最优体验"命名为"心流"。这个简单的字眼充分描述了那种不费吹灰之力的感觉。有位攀岩专家说，攀岩的最终目的就是攀登，正如同写诗的目的就是为写作一样；你唯一征服的是自己的内心……写作就是诗存在的理由。攀登也一样，只为了确认自己是一股心流。

心流体验虽然表面上看来不费吹灰之力，实际上却远非如此。它往往需要消耗大量体能，或经过严格的心灵训练；需要高超的技巧，而且只要注意力一放松，就可能消失得无影无踪。在心流之中，意识运作顺畅，每个动作都衔接得天衣无缝。

在日常生活中，我们经常被怀疑或疑问打断："我为什么这么做？我是否该做这件事？"我们一再追问行动的必要性，并批判它们背后的理由。然而在心流中没有反省的空间，所有行动宛如一股魔力，带着我们勇往直前。

8.1.2.3 掌控自如

所有对心流的典型描述都提到"控制感"——或说得更精确一点儿，它不像日常生活，时时要担心事态会失控。

一位舞者把心流体验的这个层面表达得很好："一种非常强烈的轻松感淹没了我，我一点儿也不担心失败，多么有力而亲切的感觉啊！我好想伸出手，拥抱这个世界。我觉得有股无与伦比的力量，能创造美与优雅。"一位棋手则说："我有一种幸福感，觉得能完全控制我的世界。"实际上，这些受访者描述的是控制的"可能性"，而非控制的"实况"。那位芭蕾舞舞蹈家有可能摔跤，没法做出完美的旋转；西洋棋棋手也可能落败，永远登不上棋王宝座。但理论上而言，在心流的世界中，完美是可能的。

充满乐趣的活动也可能要冒险，在局外人看来，这比正常生活潜伏着更多的危险。滑翔翼、洞穴探险、攀岩、赛车、深海潜水以及许多其他类似的运动，都故意把人置于文明世界的防护安全网之外，但参与这些活动的人都承认，在他们的心流体验中，高度控制感居于重要地位。

一般认为，喜爱冒险活动的人有一种病态的需求：他们企图借此驱除深埋心底的恐惧，他们在寻求弥补，或身不由己地受到弑父恋母情结的驱策，他们都是"寻求刺激的人"。尽管这些动机可能存在，但更值得注意的是，冒险专家的乐趣并非来自危险本身，而是来自他们使危险降至最低的能力。真正令他们乐此不疲的，不是追逐危险的病态悚栗，而是一种有办法控制潜在危险的感觉。

危险是心流的契机。能产生心流的活动，即使表面上看来非常危险，但它的结构却能帮助参与者加强技巧，把犯错的可能性降至几近于零。以攀岩者为例，他面临的危险有两种：一种是客观的，一种是主观的。前者是登山途中无法预测的各种实质性危机，如突如其来的暴风雨、山崩、落石、气

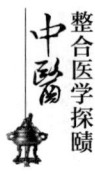

温骤降等。登山者可以对这些威胁预做防范,但永远不能保证做得完美无瑕。主观的危险则源自登山者的技能不足,包括无法正确判断自己是否有足够的能力克服万难,登上山顶。登山的要点就是尽可能避免客观的危险,并通过严格的自律和妥善的准备,彻底消除主观的危险。到头来,登山家会真心相信,攀登马特洪山峰比在纽约闹区过马路还安全,因为大街上的客观危险——出租车司机、骑自行车的邮递员、公共汽车、劫匪等——比山区的危险更难预测,而行人的个人技巧也更不足以保障安全。这个例子也说明,真正给人带来乐趣的并不是控制本身,而是在艰难状况下行使控制权的感觉。除非放弃生活常规所提供的保护,否则不可能体会到控制的感觉。

8.1.3 内外循环

持久的心流状态不仅有益于个人,也是构建和谐社会重要条件。这就需要构筑良好的内外双循环:其内,内在的有序性不断强化,进而浑然忘我,超越自我;其外,产生与更大的团体合而为一的体验。

8.1.3.1 浑然忘我,超越自我

心流状态下,当一个人完全投入某种活动时,是什么样子的呢?一位登山者描述这种体验说:"那是一种'禅'的感觉,像冥思的专注,你追求的就是使心灵凝聚于一点。自我可以用很多不具启发性的方式与登山结合,但当一切都变得自动自发,自我就消失不见了。不知怎么,你想也不用想,事情就做对了……它就这么发生了,你也更加专注。"

一位知名的远洋航海家也表示:"你会忘了自己,忘了一切,只看见船在海上嬉戏,海在船的周围嬉戏,凡是与这场游戏无关的一切,都搁在一旁。"与周遭世界有隔离感的自我消失,往往随之产生一种与环境结合的感觉,不论环境是一座山,还是一个团体:所有的感觉都处于最佳状态。有人说心流的感觉就像饥饿或痛苦瞬间解除那么确切,它使人有获益良多之感,同时,

它也有独具的危机。

当一个人沉溺于某种有乐趣的活动，不能再顾及其他事时，他就丧失了最终的控制权，亦即决定意识内涵的自由。这么一来，产生心流的活动就有可能导致负面的效果：虽然它还能创造心灵的秩序，提升生活的品质，但由于上瘾，自我便沦为某种特定秩序的俘虏，不愿再去适应生活中的暧昧和模糊。

心流之中没有自我反省的空隙。有乐趣的活动目标稳定、规则分明，挑战与能力水准相当，自我受到威胁的可能性极小。当一名登山者攀登一段危险的山路时，他会全心全意地关注爬山的动作。唯有专心致志地爬山才不至于送命，任何事或任何人都无法动摇他的自我。脸脏不脏根本无关紧要，唯一的威胁只可能因山而来——优秀的登山者受过良好的训练，足够面对这样的威胁，不需要把自我搅入其中。

8.1.3.2 与更大的团体合一

要达到自我成长，与环境的互动关系就必须能带来乐趣，换言之，它必须能提供相当的行动机会，并且在技巧方面不断要求精进。在心流中失去自我的感觉，以及之后以更坚强的面貌再度出现，两者之间有一种非常重要、乍看却仿佛矛盾的关系。偶尔放弃自我意识，对建立更强大的自我意识，似乎有其必要性。道理很简单：在心流中，一个人面临做出最佳表现、须不断改善技巧的挑战，在这期间，他没有机会反省这么做对自我有什么意义——如果自我意识能随时恢复，这次体验就不可能太深刻。要等事后，一切活动都告一段落时，自我意识逐渐复苏，而这时的自我已经和经历心流前的自我不一样了：新技巧和新成就使它变得更丰富。

当一个人把全部精神能量都投入某种互动关系——不论对象是一个人、一艘船、一座山，还是一首音乐时，他都会进入比原来更大的行动体系。这套体系由活动的规则塑造成形，能量来自当事人的专注。这是一套真实的体

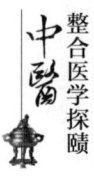

系——从主观而言，就像作为一个家庭、企业或团队中的一分子那么真实；自我疆界得以扩张，变得比过去更复杂，更加有序，精神熵得减。

意识中没有自我存在，并不表示心流状态下的人不再控制自己的精神能量，或不知道自己的身体或内心发生的一切变化。实际上恰好相反，一般初尝心流体验的人往往以为，自我意识消失与消极的泯灭自我有关，变得"随波逐流"。其实，自我在最优体验中扮演着一个非常活跃的角色。小提琴家必须对手指的动作、耳朵听到的声音、乐曲的每一个音符和整体的形式构造都有清楚的觉知；杰出的田径选手则熟知身上的每一块肌肉、自己的呼吸节奏以及对手在比赛过程中的表现；棋手若不能牢记下过的每一步棋，就不能充分享受下棋的乐趣。

因此，自我意识消失，并不代表自我随之消失，甚至意识依然存在，只不过它不再感觉到自我而已。实际的情形是：我们用以代表自己的资讯，也就是自我的观念，隐遁到知觉之外。暂时忘我，似乎是件很愉快的事，不再一心一意地想着自己，才有机会扩充对自我的概念。消除自我意识可以带来自我超越，产生一种自我疆界向外扩展的感觉。

这种感觉并非幻想，而是跟超越自我的团体亲密接触的实质体验；这种互动关系使我们跟那些通常相当遥远的实体，产生极为难得的一体感。在漫长的守夜中，孤单的水手开始觉得船是自我的延伸，循同样的节奏，朝同样的目标前进。小提琴家在努力创造的乐声中载沉载浮，自觉是"和谐天籁"的一部分。登山者全神贯注于岩块上微小的凹凸处，找寻落足点，在手指与岩石，在脆弱的人体与石块、天、风的组合中，发展出一种有如血缘般的亲密关系。

据棋赛中专注于棋盘上逻辑推理数小时之久的棋手声称，他们觉得像进入一片强大的"力场"，与不具实体的神奇力量角斗。外科医生则说，在艰难的手术中，他们觉得全体手术人员成为一个整体，为相同的目标而动作，他们把这形容为"芭蕾"——在动作中,个人隶属于团体演出,每个成员都分享到和谐与力量的快乐。

8.2 整合式体验之心身合一

体育活动具备造就心流的最佳条件,可以帮助人们更好地体验整合,尤其是心身合一。提摩西·加尔韦(Timothy Galway)从对网球教练的研究中发现:对于参加者来说,每一次比赛都由两部分组成,外在比赛和内在比赛,为身心合一提供了新的途径。

信息点拓展 • 发现两个"自我"

提摩西·加尔韦在网球训练中发现,每位选手内心都有两个"自我",一个是下达指令者,称之为自我1;一个是执行动作者,称之为自我2。自我1和自我2的关系决定了选手能否将技术、知识转化成有效的行动。

自我1相当于头脑的智慧,自我2则相当于身体的智慧。自我1持续不断的思考活动,会妨碍自我2的本能行动。只有在平静专注的意识状态下,两个自我才能和谐统一,才能发挥最佳状态。亚伯拉罕·马斯洛将这种状态称为"巅峰体验",这种时刻来临时,我们可能"感到自己更加完整""体会到和谐统一""相对忘我的状态""力量处于巅峰""处于最佳状况""毫不费力"完全专注于此时此刻"行动自然而然产生,表现出更佳创造力"……此时,意识是安静的,而我们是完整的,动作如行云流水般顺畅。

要实现"和谐统一"的状态,需要让大脑的运转慢下来,让意识平静下来,要减少思考、算计、判断、担心、害怕、希望、努力、后悔、控制、焦虑、分心等。当全神贯注于此时此刻,意识、行动和一个人本身都达到完美的统一,意识真正平静了下来。

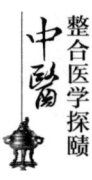

要体验整合，体验心身合一，首先信任身体的本能，不要进行评判，哪怕是称赞；其次，重视注意力的力量；再次，重新诠释竞争比赛的意义，并建立新的习惯。

8.2.1 信任身体的本能

8.2.1.1 不要进行评判

避免评判需要我们只看到事实本身，不要添加其他想法。评判性的标签往往会引起各种情绪反应，导致紧张、努力过头、自责等问题。

陈述性、非评判性的语句只是描述我们看到的事实，可以缓解这些现象。我们的意识不思考、不评判的时候，就会平静下来，成为一面完美的镜子。这时，我们才能看清真实情况。

并非所有的意见都是评判性的。认可和尊重自己的能力，有利于更加信任自我 2。而自我 1 的评判意识肯能会影响和破坏这种信任。

不进行自我评判，才能使得自我意识和身体协调一致，也就是自我 1 和自我 2 实现了和谐统一。

8.2.1.2 称赞其实是伪装起来的批评

我们知道消极思考会产生负面效应。许多文章都建议"积极暗示"取代"消极暗示"。提摩西·加尔韦发现，这种方法短期内效果不错，但一般持续时间很短。在网球训练中，他发现对学员称赞可以使得他们产生评判意识，评判意识则会扭曲学员对于事实的认识。

自我 1 是一种敏感的自我意识，总是希望获得称赞、避免批评。同时在得到称赞后，就会想到"如果这种表现受到表扬，那么相反的表现就会被贬低"，人们很容易建立起好坏的标准，然后不可避免地导致注意力分散和自我干扰。

积极和消极的评判是彼此关联的。如果对某些事情给予积极的评判，就必然会把另一些事情视为消极的。进行评判时，不可能只保留积极的部分而摒弃消极的部分。而不再进行评判，我们就可以真正体验事物的本来面目，一切就会以未受干扰的本来面目呈现，意识也能更加冷静。

8.2.1.3 自我 1 和自我 2 的关系

自我 1 与自我 2 的关系可以用《道德经》中一句话概括之，即："我无为，而民自化；我好静，而民自正；我无事，而民自富；我无欲，而民自朴。"其中，"我"即"自我 1"，"民"即"自我 2"。

刻意做一件事和让一件事顺其自然地发生，二者有何区别。如果自我 1 的思考过程不再产生影响，自我 2 表现会很棒。自我 1 和自我 2 的关系可以用教练和运动员之间的关系来类比。

有的教练对运动员充满信任和爱心，顺其自然让运动员按自己的方式去做，即使犯了错也没关系，因为他们相信运动员能从错误中有所收获。运动员不仅学会了如何运动，也从自然的学习过程中获得自信。聪明的教练不会干涉太多。只有意识到运动员是一个独立的个体，只需带着爱心和关注从旁边看着运动员，才能让他们找到稳定的自我。

有的教练会觉得很难教会运动员做一件事情，因为他们相信自己更了解事情应该怎么做。于是自我 1 不相信自我 2，总是想要控制一切，导致肌肉紧张、动作僵硬、脚步混乱、牙关紧闭、面部肌肉紧绷，结果行动失败。在打网球时，自我 1 希望集中更多肌肉的力量全力击球，他会调动肩膀、前臂、手腕，甚至面部的肌肉，这其实反而有碍于发挥击球力量。自我 1 干扰了身体的智慧。自我 2 知道协调哪块肌肉放松、哪块肌肉收缩，更有利于挥拍。

我们有必要保持超然客观的态度，在学习工作中信任我们的身体，让鲜花顺其自然地自由生长，他的表现将很快超出我们的预期。

自我 2 的行动，是基于储存于身体记忆中信息，包括自己过去的行动和镜像到其他人的行动。我们在学习、练习时，就是自我 2 不断收集各种信息完善扩充记忆存储。对于自我 2 来说，视觉图像胜过千言万语。学习网球时，

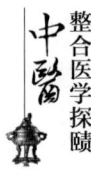

分析顶尖选手的动作,起不到什么作用,而放弃思考、只是让自己专注观察他们的比赛,等下次打球时就会发现某些关键能力提高了不少。无形中的进步,无法通过有意识的努力或控制来实现。

8.2.1.4 信任身体的本能

当自我1不再对自我2做出评价的时候,才能真正意识到自我2是什么,并且开始欣赏他的工作过程,自我1才能信任自我2,最终产生真正的自信。自信是出色表现的基础,同时也是难以把握的一个要素。

每个人的身体都是出色的精密机械。自我2,即我们的身体,包括大脑、记忆、神经系统等在内,是极为精密、充满潜力的。他内部蕴含着惊人的智慧,每个动作都运用了数以亿计的记忆细胞和神经通路。他做出的复杂身体动作,目前没有哪台计算机能稍微模拟出来。自我2的一切行为中都蕴含着无声的智慧。

信任让自我2的表现超出预期。自我1对自我2缺乏信任时,会产生努力过头和下达指令过多的干扰。以信任自我2为基础,才能与自己建立起全新的关系。信任自我2就是要顺其自然,信任身体的能力和智慧,让其顺其自然地完成任务。

8.2.1.5 与身体沟通

自我1与自我2之间的关系,如果以批评和控制为基础,意味着他们之间缺乏信任。要建立以尊重和信任为基础的关系,首先就要改变态度,学会尊重自我2,正确认识自我2天生的智慧和能力,真实的自我2才能逐渐浮现出来。

面对值得尊重的人时,带着尊重的态度,我们才能学会使用对方的语言来交谈。良好的沟通要以合适的语言为基础。自我2的母语是图像:感官图像。他通过视觉和感觉的图像学会动作。

与自我2沟通的三种基本方法如下。

(1)把期待的结果转换为清晰的视觉图像。自我1把自己期待的结果转换为清晰的视觉图像，展现给自我 2，并且告诉身体："尽量努力实现这个目标。"然后放手，让一切顺其自然地发生。

（2）不用刻意。自我 1 展现清晰的图像，之后唯一需要做的就是保持安静，同时以客观的态度观察结果。为自我 2 描绘出期待的图像和感觉之后，就可以开始练习了，不要进行分析，只需观察自我 2 所做的事情与我们期待的有多大差距，再想象一遍，再练习。以超然的心态专注观察，自我 1 会越来越放松，自我 2 也会形成更好的习惯。

（3）角色扮演。提摩西·加尔韦设计了针对网球训练的角色扮演方法，让学员尝试新的特性，概括出防守型打法、进攻型打法、"形式主义"打法、比赛型打法等几种基本类型的选手后，让学员扮演优秀选手的角色，不仅可以带来大量乐趣，也会明显拓宽选手的球路。发现：当选手们打破自己的固有模式后，就突破了球路的限制，发掘出自己人格中被压抑的部分，并且可以在下一次能够召唤出适用于当时情况的任一种特性。

8.2.2 注意力的力量

注意力是体验身心合一的关键。要达到身心合一，就需要聚焦注意力，保持于当下，并不断地练习。

8.2.2.1 注意力是聚焦起来的意识

保持专注是一种值得深入学习的技能，能够应用于许多方面。

我们通过内在意识觉察外在状况。人们无法感受到处于自己意识之外的任何东西。意识使得我们能够注意到画面、声音、感觉和思想等。意识可以比作一种纯粹的光，他让我们能够看见事物。

提摩西·加尔韦说，注意力就是聚焦起来的意识。专注的光线，可以集中到外部需要感知的物体上，亦可以集中到内部的思维或感受上。注意力可以汇聚，亦可以发散，发散的光束可以看到更宽广的范围，而较集中的光束

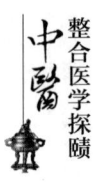

能够集中于特定的物体上。

8.2.2.2 注意力集中于此时此地

保持专注的关键,是要始终集中于此时此地——当下的时间、当前的地点、现在的任务。

专注模式,就是要把注意力集中在较窄的范围,既防止紧张,也防止其他可能分散注意力的情况,但同时也需了解围绕目标任务周围的情况,以网球为例,比如风向、风速、对手的动作、网球的轨迹及打球人自身的感觉。

怎样才能学会把注意力保持在当下呢?提摩西·加尔韦说,打网球时,只需保持放松,专注于网球接缝处,顺其自然,每时每刻全神贯注,就会产生一定程度的冷静忘我的感觉。这种练习能够明显增强警觉性,学会了把注意力完全集中于当前,就能越来越了解眼前发生的事情。

8.2.2.3 学习保持专注练习

提摩西·加尔韦发现,比赛时最有效的方式是学会专注。保持专注不是要努力强迫自己集中注意力,更不意味着要针对性地努力思考。只有当意识产生了兴趣的时候,才可能实现自然的专注。这是一种自然放松的状态。

学习保持专注的诀窍,必须进行练习。专注的意识只会针对手头需要完成的任务,不会被其他想法或外界情况干扰,只会全神贯注于此时此地的相关事物。以下以网球为例,我们探索学习保持专注的诀窍。

(1) 看

加强注意力最有效的方式,是把视线放在不易觉察的细微部位上。练习网球时,就要把注意力集中于网球接缝处,意识会完全沉浸于观察模式。保持专注最简单和最有效的方式,提摩西·加尔韦称之为"弹起-击中",他让学员在看到网球击中地面的瞬间,大声说:"弹起",网球与球拍接触的瞬间,大声说:"击中",观察声音与球是否瞬间同步,有助于排除意识干扰。

（2）听

有些选手会觉得，倾听网球的声音要比注意网球接缝处更能令人全神贯注。平击球、侧旋球、强烈旋转球的声音有着明显的区别。

（3）感觉

集中注意力体会自己的感觉。最简单的训练方法，是在练习时把注意力集中在自己的身体上。有许多方法能够帮助我们更加了解肌肉的感觉，比如类似太极拳，以慢动作重现每个击球动作，专门练习每一个动作，把全部注意力放在身体运动部位的感觉上，逐渐了解击球时身体每一块肌肉的感觉。

（4）节奏

加强对于节奏的了解也同样重要。每个人都有自己感觉最自然的节奏。呼吸是一种非常基本的节奏。一种保持全神贯注的方法是把注意力集中在自己的呼吸上。专注于呼吸时，只需观察自己以自然的节奏呼、吸，并不需要刻意控制自己的呼吸。呼吸是一种非常基本的节奏，当意识沉浸于呼吸的节奏时，就会变得全神贯注、十分冷静。

8.2.3 明确竞争比赛的意义，建立新习惯

在当代文化中，对于竞争的意义始终存在着争议。有的人认为竞争十分重要，他们相信世界依靠竞争才能繁荣发展；有的人则认为竞争没有什么好处，使得人们互相对抗、彼此不和，产生敌意，合作意识不足，做事效率低下。

提摩西·加尔韦经过探索内在学习的过程，当我们关注内在比赛的时候，才能真正从竞赛中获益；只注重外在的胜利，没有太多益处。

8.2.3.1 外在比赛与内在比赛

几乎所有的人类活动都同时涉及外在和内在的比赛。外在比赛，就是要战胜对手，克服障碍，达成外在目标。而内在比赛是一场在运动员内心进行的比赛。内在比赛追求的目标是最大程度发挥人的潜能。内在比赛最重要的

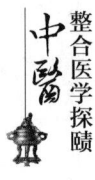

在于心情放松的同时保持专注、自信，保持头脑冷静、身心合一，身体就会不断超越自我，实现惊人的突破，人们往往忽视内在比赛的重要作用而表现欠佳。注意力不集中、过度紧张、缺乏自信、无端自责，都会成为比赛中的障碍。

了解自己的身体，通过不同的感觉途径，按照自己的节奏，就会赢得有益身心的内在比赛。身心合一的状态，即有意识地保持自我1"无为"的状态，没有了思维的干扰，自我2的本能就会开始起作用，也可以说自我2处于通畅流动的状态。这时，运动员处于精神高度集中的状态中，全神贯注、心如止水，没有什么能干扰他发挥全部潜力，他将尽情表现、充分学习、享受比赛。

认识到竞争的本质，我们就会并不担心比赛是胜利还是失败，但都会尽量让自我2流畅展示，打好每次比赛，因为，这才是比赛的真正价值所在。

8.2.3.2 内在比赛技巧

要体验而不是评判、创造目标图像、顺其自然，这是内在比赛的三个技巧。

（1）要体验而不是评判

过多的语言指令有害无益。提摩西·加尔韦在训练中发现，体验比知识更重要。美国网球协会运动科学部研究证实，过多的语言指令会对击球能力产生不利影响。没有什么能替代经验教训中学到的东西。如果我们对自我2缺乏足够的信任，过于依靠自我1的控制，就好像我们宁愿认为自己是个服从命令的机器人而非活生生的人类。我们很容易忽略直接利用肌肉记忆的方法，虽然肌肉更了解动作本身。在如今的社会中，人们越来越依赖通过语言来描绘事实，很可能失去了感觉的能力和记住动作本身的能力。而这是自我2值得信赖的基本能力，没有这种记忆为基础，任何技术优势都无法发挥出来。

非暴力沟通也在于不评判。

（2）创造目标图像

提摩西·加尔韦说，观察更优秀的选手打网球，明显能够使我们学到很多，但我们必须学会怎样观察。自我2会自动抓住有用的击球要素，忽视无用的，观察动作特点及效果，让自然的学习过程引导我们逐渐摸索出最适合自己的击球方式，不要强迫自己做出改变。只需让自我2不断尝试，总会学到诀窍。

自我2有着绝妙的直觉，天生知道应该在什么时候改变动作。提摩西·加尔韦提出，首先客观地观察优秀选手打球，然后在球场上实际练习，不断重复这两个步骤，总会练成高手。利用外部模式，但不要让这些模式主导。如同南怀瑾先生说的："用九而不被九所用。"

把我们的期待结果转换为清晰的图像，展现给自我2，并告诉身体"尽量努力实现这个目标"，然后顺其自然。

（3）顺其自然

自我1最重要的是保持专注，坚定决心，相信我们的身体——自我2，然后顺其自然，这样身心合力，竞争与合作才能融为一体。

自我2喜欢流畅自然的感觉。内在比赛促使人们深入体会自我2的学习过程，这是人类与生俱来的能力，不必拼命努力让自己的运动方式遵循外部模式。自然学习过程必然是自内而外的。自我2的天性就是通过一次次改变不断自我提升，只要发现了自我2的学习能力，可以提高我们学习任何东西的能力。

每个人内心都存在着自然学习的能力，本能学习根植于我们的每个DNA中，我们需要做的是让它发挥作用。

8.2.3.3　内在比赛是达到心身合一的有效途径

提摩西·加尔韦认识到"内在比赛"的存在及其重要性，发现内在比赛是我们达到心身合一的有效途径。

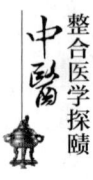

自我1喜欢控制一切的感觉。自我1总是希望努力去做"正确"的事情，而如果不知道究竟是对是错，就会感到紧张。自我1的评判和过度控制，更多依赖于规则而非感觉。

自身内在的稳定性，是成功生活的必然要求。建立内在稳定性的第一步，是要认识到内在自我的存在，即自我2，他本身有着内在的需求，它希望享受快乐、希望学习、希望理解、感激、努力争取、休息、健康、继续存在、自由发挥、自我表达，以及做出独一无二的贡献。自我2的需要，是一种柔和而持久的欲望。

区分自我2的内在需求以及被自我1"内部化"的外在需求。自我1会感到压力、恐惧，自我2不会。每一刻都尽可能为自我2提供自由发挥的机会，并且享受其中，这是个终身学习的过程。

内在比赛传达的信息很简单：保持专注。把注意力集中于当前，我们正处于此时此刻，这也是做好任何事情的关键所在。保持专注，意味着既不沉浸于过去，也不要太关心未来。我们要学会接受自己不能控制的方面，只去控制自己能控制的事物，这样内在稳定性就会逐渐增强，从而进一步达到心身合一。

心身合一，我们并不关心比赛的结果，只是在比赛中全力以赴，不让自我1产生影响，让更深切更真实的自我2产生自然地展示。关注但不忧虑，轻松自如地做出努力。

达成外在和内在的和谐。许多年来，人类一直全神贯注地迎接外部挑战，反而忽略了更关键的内在挑战。外在和内在之间始终需要和谐，在这个"阴平阳秘"的过程中，也是一个探索自我的过程，而探索自我的过程自然也能够为整体做出贡献。当我们有了这样的体验，关键是形成习惯，才能更有益于今后发展。

8.2.3.4 建立整合性的新习惯

由于某些行为模式能够实现某个目标，我们会倾向于继续这样做，巩固或鼓励这种行为。很多次类似的行为动作之后，就像磁盘记录一样，神经系统留下痕迹，渐变为凹槽，而我们的行为也会自动落入这条凹槽，这就是凹槽行为，也就是习惯。神经系统中的凹槽越深，就越难克服旧的习惯。我们越是拼命努力克服某种习惯，反而越难改变。这就需要我们不与旧习惯战斗，直接开辟新的习惯。

儿童式的自然方法，不是从旧的凹槽中挣扎出来，而是直接开辟新的凹槽。自然学习进程是与生俱来的、最原始的、最自然的学习方法。内在比赛的学习方法就是要回到这种儿童式的方法。

我们可以通过四步建立新习惯。

（1）练习时，不带评判性地观察

选择一个问题动作，提摩西·加尔韦以发球为例进行了新习惯建立的介绍。仔细体会自己的动作，动作本身会告诉我们是否已经到了应该改变的时候。把关于自己动作有哪些缺点的想法，全部忘掉，清空大脑里所有这些评判性想法，然后开始活动，自我1只需观察就可以，顺其自然，让自我2自由地运动。自我1与自我2观察并感受动作，让动作本身决定应该怎样改变。

（2）描绘期待的画面，想象的练习

描绘一幅图画，让自己以更流畅的节奏活动。也可以找一个优秀者，观察他的动作，角色扮演之，试着体会他的感觉、倾听、观察、感觉，用心灵之眼描绘出美好的画面，尽可能加入各种视觉和触觉的细节，完善画面。

（3）继续实际练习，信任自我2

经过前两个步骤之后再进行实际练习，顺其自然，给身体一个机会，自我1不去干涉，悉心体会自己的动作。信任身体，不要有意识地施加控制，顺其自然地练习，需要努力的是自我2，而非自我1。

（4）不带评判意识地观察变化和结果

自我1只有一件事：观察。自我1越是信任自我2，就越不容易陷入努

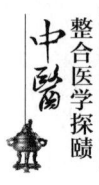

力过头、评判、思考的干扰模式,而这些必然会带来挫折感。关键是不要太关注结果,而要专注于动作过程,保持耐心,不断尝试,直到建立起全新的习惯。

我们越是习惯于不施加控制,对于出色的人体机制的信心也会变得越强。身体获得了更多的信任,其能力也会变得更强,形成良性循环。

8.2.3.5 身心合一是一种怎样的状态?

提摩西·加尔韦说,(身心合一状态)虽然我们并不了解这种意识状态中都发生了什么,却能够知道没有发生什么。我们会记得,这种状态下,没有批评自己,也没有表扬自己。自我1消失了,留下的只有自我2。自我1缺席,自我2在场的时候,往往让人感觉状态良好,能更有效地集中注意力,出色地发挥。这时会有和谐、平衡、镇静、安宁和满足的感觉。著名篮球教练菲尔·杰克逊曾这样描述这种状态:"身心合一的瞬间……我们完全沉浸于这样的时刻中,就能与现在正在做的事情融为一体。"

当我们谦逊、尊重、不强加要求,即把自己放在较低的位置上,没有自我1的干扰,才会出现。如果我们想要抓住它,分析它,即自我1出现,它就会像一条滑溜溜的肥皂一样从我们手中溜走。

提摩西·加尔韦经过多年研究发现,曾经以为这种状态是短暂不持久的,其实,它始终在那里,离开的是我们自己。自我2,也许是唯一在我们整个生命中始终存在的,各种各样的思想此起彼伏,但真正的自我,始终在那里,如同我们的生命般长久。

8.3 心身发展的不同阶段之整合式体验

发展心理学认为,发展是每个人一生的事,是个体在适应情境的能力方面终生变化的过程。个人心身发展的不同阶段有着不同的内容。每个阶段都受前一阶段影响，并对后一阶段产生作用。史蒂芬·柯维（Stephen Covey）提出了个人身心发展可分为三个阶段，即依赖期、独立期、互赖期。符合《易经》天道、地道、人道之理。《易经·系辞下》曰："有天道焉，有人道焉，有地道焉。兼三才而两之，故六；六者非它也，三才之道也。"《易经·谦·彖》曰："天道下济而光明，地道卑而上行。天道亏盈而益谦，地道变盈而流谦，鬼神害盈而福谦，人道恶盈而好谦。"

8.3.1 依赖期的整合——核心在于地道

依赖期的人，生理上无法独立，需要别人照顾；情感上无法独立，其个人价值与安全感都来自他人的看法；智力上无法独立，需要他人帮忙思考和解决生活中的大小问题。大致包括胎儿期、新生儿期、婴幼儿期、学龄前期。

依赖期，属"地道"，《易经·文言》曰："地道也，妻道也，臣道也。地道无成，而代有终也。"说明，依赖期孩子没有所谓的成功，究其根本，只是父母抚养的成功。又曰"坤道其顺乎，承天而时行。"《易经·象》曰："地势坤，君子以厚德载物。"

而只有在依赖期谨守地之道，积累了足够的能量，才能更好地进入独立期。否则就容易形成依恋障碍等疾病。

人类从依赖期到独立期有一个较长时间的独立前期，心理上趋向独立，而生活中尚不能完全自食其力。另外有早慧者，有晚熟者，因此，更不能完全按年龄来判断分期。

8.3.2 独立期的整合——核心在于天道

独立期的人，生理上独立，可以自食其力；情感上独立，信心十足，不因他人好恶而影响自我价值的评价；智力上独立，有自己的思想，兼具想象、思考、创造、分析、组织与表达的能力。

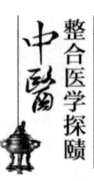

独立期,属"天道",《周易悬象》曰"消长盈虚,天道之常。"属于公众领域的成功,团结、合作与沟通。《易经·象》曰:"天行健,君子以自强不息。"

而只有在独立期谨守天之道,积累了足够的能量,才能很好地进一步进入互赖期,融入社会。否则就容易形成注意缺陷多动障碍、学习障碍等疾病。个人英雄主义也常在这个时期产生。

8.3.3 互赖期的整合——核心在于人道

互赖期的人,生理上互赖,可以自力更生,也明白合作的重要性;情感上,能充分认识自己的价值,也知道爱心、关怀及付出的必要性;智力上,懂得取人之长,补己之短。互赖是一个比独立更为成熟的概念,一个能做到互赖的人,既能与人深入交流自己的想法,也能看到他人的智慧和潜力。

互赖期,属"人道",如黄元御在《周易悬象》中曰:"进退屈伸,人事之妙。"只有达到互赖期,才能有机地整合依赖期与独立期,整合上行与下行,从而形成较完美的系统。

9　整合性习惯的养成

> 积善之家，必有余庆；积不善之家，必有余殃。
>
> ——《周传·文言传》

塑造我们身心的，不是偶尔做的一两件事，而是我们一贯做的事，即习惯。习惯是不断重复的行为。《大辞海》给习惯的解释：个体通过重复所形成的、自动化的固定行为模式。习惯可以是有意识学习的结果，也可以由无意识的重复而产生。

建立良好的、整合性的习惯，对于人的身心发展有着重要裨益。史蒂芬·柯维在《高效能人士的七个习惯》中总结了七个优良的习惯。我们以易学三易理论为基础，参考七个习惯，建立整合性习惯，有助于我们面对瞬息万变的环境，提升自己的适应能力。

整合性习惯包括个人习惯、人际关系、天人关系三个方面，形成整合性的、有益于身心的整合性习惯，构筑整合性的人生。

9.1 个人修养之三易

个人习惯属于个人修养领域，包括不易之方向性、变易之行动力、简易之抓重点，是独立期的重要内容。

9.1.1 "不易"之方向性——以终为始

整合性习惯有一个核心目标，构成核心区。优秀的人的核心目标是明确而坚定的。坚持方向性、以终为始最有效的方法，就是撰写一份个人使命宣言，宣言主要说明自己想成为怎样的人，成就什么样的事业等。

人生在世，我们需要承担各式各样的角色，比如，在家庭中的角色，在工作中的角色，在生活中的角色等。在撰写个人使命宣言时，就要分开不同的角色领域，一一订立目标。

订立目标时，我们可以分别订立长期目标、短期目标。目标明确，可以赋予我们人生完整的架构与方向，我们就能更清楚地把握全局，成为我们安全感、人生方向、智慧与力量的源泉。

倘若我们在每次行动之前，认清了方向，洞察力也会大大改善，可以对当下处境有一个整体性的理解，也不至于在追求目标的过程中误入歧途。

9.1.2 "变易"之行动力——积极主动

确定了方向之后，我们在行动的时候，就要充分发挥主观能动性，积极主动，摒弃被动的反应。

关于人类行为的研究，"刺激-反应"的理论曾经大行其道，比如基因决定论、心理决定论、环境决定论等。

积极主动，就是在刺激与反应之间开拓选择的自由，同时也意味着一定要对自己的人生负责。个人的行为取决于自身的抉择，而不是外在的环境或其他，我们应该以积极主动及责任感应对问题。不论是可以直接控制的、间接控制的还是无法控制的问题，都可以积极的心态去应对。

对于可直接控制的问题：通过培养正确习惯来解决。

对于可间接控制的问题：通过改进施加影响的方法来解决。

对于无法控制的问题：也要以微笑、真诚、平和来接纳现实，泰然处之。

"由内而外"地改变，先改变个人行为，让自己变得更充实，更具创造力，然后再去施加影响，改变环境。而不是把问题的症结归为外在环境，这样会转向消极被动。积极主动，如乾天之象，"天行健，君子以自强不息。"亦如坤地之象，"地势坤，君子以厚德载物。"是"自强不息"，还是"厚德载物"，均是积极主动地选择。如南怀瑾先生所说的"用九而不被九用""用六而不被六用"。

9.1.3 "简易"之抓重点——要事第一

生活、工作中，会有许多事情需要我们去做，掌握重点式的管理，把最重要的事放在第一位，以免被感觉、情绪、冲动等左右。

史蒂芬·柯维根据事情的重要、不重要、紧迫、不紧迫分为四个象限（如表1），认为：高效能人士脑子里装的不是问题，而是机会。他们不会在各种各样的问题上浪费时间和精力，他们的思维方式是预防型的，总是能做到防患于未然。真正意义上的危机和紧迫事件也有，相对要少。他们能够平衡产出和产能的关系，将时间和精力集中在重要但并不紧迫的事务上，即第二象限事务，完成这些活动能够提高个人的处事能力。

表 1　时间管理矩阵

分　类	紧　迫	不紧迫
重要	Ⅰ 急需解决的重要问题，如： 危机； 迫切问题； 在限定时间内必须完成的任务（急迫）	Ⅱ 需要解决的重要问题，但并不急迫，如： 预防性措施； 在限定时间内必须完成的任务（尚不急迫）； 建立关系； 明确新的发展机会； 制订计划
不重要	Ⅲ 闲聊、某些电话； 某些信件、某些报告； 某些会议； 迫切需要解决的其他人的事务	Ⅳ 琐碎忙碌的工作； 某些信件； 某些电话； 消磨时间的活动； 电子游戏

以第二象限事务为中心的思维方式，让我们从重要性而不是紧迫性来观察一切事务。大多数的"产出"活动属于第一象限事务范畴，大多数"产能"活动属于第二象限事务范畴。管理好第一象限事务的唯一途径就是重视第二象限事务，最重要的就是未雨绸缪和抓住机遇，同时要有勇气对第三、第四象限的活动说"不"。

9.2　人际交往之三易

人际交往习惯属于人际关系修养领域，包括不易之双赢思维、变易之共情沟通、简易之统合综效，是互赖期的重要内容。

9.2.1　"不易"之双赢思维

人际交往有六种基本模式：利人利己、两败俱伤、损人利己、独善其身、舍己为人、好聚好散。而最具建设性意义的是利人利己，即双赢思维，也是我们最值得追求的"不易"目标。

双赢思维有五个要领如下。

（1）双赢品德

三个特征：诚信、成熟（是敢作敢为与善解人意的一种平衡状态，是人际交往、管理和领导能力的精髓，是产出/产能平衡的深度表现）、知足（富足的心态源自厚实的个人价值观与安全感）。

（2）双赢关系

以双赢品德为基础，我们才能建立和维护双赢关系。双赢的精髓是信用，即情感账号。充足的情感账户储蓄和对双赢模式的共识是产生统合综效的理想途径。

（3）双赢协议

没有双赢品德和双赢关系，书面协议亦形同虚设。双赢协议注重的是结果，释放个人潜力，将协助效应最大化，产出与产能并重。真正的双赢协议是双赢模式、双赢人格、双赢关系的产物，它以相互依赖的人际交往为对象，起着规范和指导的作用。

（4）双赢体系

是体系健全的组织机构。当我们真正学会双赢思维后，就能够建立并遵循相应的体系，于是竞争变为合作，产出/产能并重，工作效率大幅提高。双赢赋予个人明确的任务，自我评估。双赢体系为双赢协议创造了有利环境。

（5）双赢过程

原则性谈判的关键是要将人同问题区分开，注重利益而不是立场，创造出能够让双方都获利的方法，但不违背双方认同的一些原则或标准。四个步骤可以帮助我们完成双赢过程：一是从对方的角度看问题；二是认清主要问

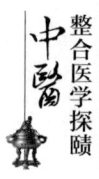

题和顾虑；三是确定大家都能接受的结果；四是寻找实现这种结果的各种可能路径。

9.2.2 "变易"之共情沟通

人与人之间有效沟通最重要的就是首先取得对方信任感，让对方有基础的安全感。而每个人情况不同，就需要我们以"变易"的思路随机应变，在此基础上培养共情沟通的技巧，从而实现心与心的交流。

共情聆听是共情沟通中非常关键的一个环节，是以理解为目的的聆听，要求听者站在说话者的角度理解他们的思维模式和感受。本质不是赞同对方，而是要在情感和理智上充分而深入地理解对方。用心灵去体会，而不仅仅用眼睛去观察。

共情聆听能够给人提供"心理空气"，极具治疗作用。共情聆听至少包括四个阶段：首先，复述对方的语句；其次，加入解释，完全用自己的语言表达；再次，掺入个人的感觉，注意的不仅是语言，也开始体会对方的心情；最后，既加以解释，又带有感情。共情聆听可以让我们更加深刻地了解彼此，为实现双赢提供基础。

真正深入了解彼此的时候，就打开了通向创造性解决方案和第三条道路的大门。分歧将不再是交流和进步的障碍，而是通往协同效应、统合综效的阶梯。

9.2.3 "简易"之统合综效

统合综效即归一，即达到一体化，就是整体大于部分之和。统合综效是人类所有活动中最高级的一种，是对所有其他习惯的真实考验和集中体现。唯有以创造性合作为原则，辅以双赢的动机及共情沟通，才能达到统合综效境界。

统合综效的精髓是判断和尊重差异，取长补短。可以让每一个人都真正实现自我，自尊自强，有机会完成从依赖到独立，再到相互依赖的成熟过程。

一般沟通有三个层次：低层次的沟通，源于低信任度，特点是相互提防，步步为营，其特点是自我防御和保护。中间一层的沟通，是彼此尊重的交流方式，沟通层次上是独立的，但并不具有创造性，意味着 1 + 1 < 2，双方都会有所得失。统合综效的沟通，意味着 1 + 1 > 2，源自高信任度的统合综效，是开放式沟通，奉行双赢模式，互利互惠。

与人合作最重要的是，重视不同个体的不同心理、情绪、智能，以及个人眼中所见到的不同世界。

以不易之双赢为目标，以"变易"之共情沟通为技巧，以简易之统合综效为交往方式来应对阻力，就能营造处一个让大家畅所欲言的环境。

自然界是统合综效的最佳典范。将自然界的创造性合作原则应用到社会交往中。符合《道德经》的原则，"人法地，地法天，天法道，道法自然。"

9.3 天人关系之三易

中国传统文化历来重视天人关系，包括天人互赖、天人相应、天人合一等。

9.3.1 不易之天人互赖

天人互赖，天地无人则不立，人无天地则不生。天地，需要人来彰显其伟大；而人需要在天地之间生存。人是自然的一部分，《庄子·山木》曰："有人，天也；有天，亦天也"，其实更多的是人对天的依赖。

从人的角度来讲，天人互赖是不易的，不可以改变的，否则，人、天都没有什么意义了。人生存于天地间，必有赖于天地；天地有了人，才显示出其伟大。

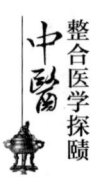

9.3.2 变易之天人相应

在自然界中，天、地、人三者是相应的。《庄子·达生》曰："天地者，万物之父母也。"《易经·说卦》曰："立天之道曰阴与阳，立地之道曰柔与刚，立人之道曰仁与义。"天地人三者虽各有其道，但又是相互对应、相互联系的。

天人相应表现在许多方面，内容丰富，变化多端，充分体现了变易的特点，如五脏、六腑、十二经脉与自然的相应，营气的运行与天地相应，四海相应，日月阴阳相应等。

9.3.2.1 五脏、六腑、十二经脉与自然的相应

《灵枢·经别第十一》云："黄帝问于岐伯曰：余闻人之合于天地道也，内有五脏，以应五音、五色、五时、五味、五位也；外有六腑，以应六律。六律建阴阳诸经而合之十二月、十二辰、十二节、十二经水、十二时、十二经脉者，此五脏六腑之所以应天道。夫十二经脉者，人之所以生，病之所以成，人之所以治，病之所以起，学之所始，工之所止也。粗之所易，上之所难也。"天人相应，是中医一再强调的观点，人体的十二经脉与自然界的许多事物和现象都是相对应的。五脏应五音、五色、五时、五味、五位；六腑应六律、十二月、十二辰、十二节、十二经水、十二时。这就告诉我们，在不同的时间、不同的地点、对于不同的事件等，五脏六腑的虚实盛衰状况会有所偏重，如脾脏与长夏相应，长夏季节湿气较重，而脾喜燥恶湿，故易感受湿邪而致运化失常，因此，我们当随季节气候不同而养生，如长夏季节我们应加强脾脏的保护，少吃生冷、酸辣等刺激性食物。

9.3.2.2 营气的运行与天地相应

《灵枢·五十营第十五》曰："黄帝曰：余愿闻五十营奈何？岐伯答曰：天周二十八宿，宿三十六分；人气行一周，千八分，日行二十八宿，人经脉

上下左右前后二十八脉，周身十六丈二尺，以应二十八宿，漏水下百刻，以分昼夜。故人一呼脉再动，气行三寸；一吸脉亦再动，气行三寸；呼吸定息，气行六寸……一万三千五百息，气行五十营于身，水下百刻，日行二十八宿，漏水皆尽脉终矣。所谓交通者，并行一数也。故五十营备，得尽天地之寿矣。"天人相应的整体观念一直被人们所推崇，人体经脉上与天星的度数相符合，下与漏水的刻数相对应，人体与自然界总有着千丝万缕的联系。我们应该亲近大自然，将自己融于大自然当中，细细品味自然界带给我们的美妙，并像爱护自己一样爱护身边的环境。这样，才能达到天人合一，身心才能健康愉快。营气运行周数的或多或少与呼吸有着密切联系，因此，我们应该时刻细细感受自己呼吸的变化。只有保持呼吸均匀、顺畅，我们才能做到"五十营备，得尽天地之寿"。

9.3.2.3　四海相应

《灵枢·海论第三十三》云："黄帝问于岐伯曰：……夫子乃合之于四海乎？岐伯答曰：人亦有四海、十二经水。经水者，皆注于海。海有东西南北，命曰四海。黄帝曰：以人应之奈何？岐伯曰：人有髓海，有血海，有气海，有水谷之海，凡此四者，以应四海也。"中医讲究天人相应，与自然相协调。自然界有四海，有十二条河流，河水都要流注到海中。人也有像自然界那样的四个海和十二条大的河流，亦称为四海和十二经脉。如同自然界中四海对维持生态平衡很重要外，人体的四海和十二经脉对维持人体的健康也很重要。

9.3.2.4　人体与日月阴阳相应

《灵枢·阴阳系日月第四十一》云："黄帝曰：余闻天为阳，地为阴，日为阳，月为阴，其合之于人奈何？岐伯曰：腰以上为天，腰以下为地，故天为阳，地为阴，故足之十二经脉，以应为十二月，月生于水，故在下者为阴。手之十指，以应十日，日主火，故在上者为阳。"中医强调人体和疾病治疗都要和自然界的阴阳相适应。这里还非常具体地描述了人体的上部、下部、五

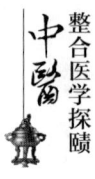

脏、手经、足经、左右侧等的阴阳属性。

《灵枢·阴阳系日月第四十一》又云:"岐伯曰:正月、二月、三月,人气在左,无刺左足之阳;四月、五月、六月,人气在右,无刺右足之阳;七月、八月、九月,人气在右,无刺右足之阴;十月、十一月、十二月,人气在左,无刺左足之阴。黄帝曰:五行以东方为甲乙木,主春;春者苍色,主肝,肝者,足厥阴也。今乃以甲为左手之少阳,不合于数,何也?岐伯曰:此天地之阴阳也,非四时五行之以次行也。且夫阴阳者,有名而无形,故数之可十,离之可百,散之可千,推之可万,此之谓也。"我们可以看到天人相应的复杂性。天人相应,有与天地之阴阳相应者,又有与四时五行之次相应者,具体情况当具体分析。

9.3.3 简易之天人合一

天人合一是中华文化中的一个重要命题,我们经常说天人合一,这来源于我们几千年文化思维的积淀。

天人合一是在天人互赖、天人相应的基础上简而言之,同时是对天人互赖、天人相应的超越。

我们知道,世界上有看得见的部分,就有看不见的部分,而往往看不见的部分决定着看得见的部分。在看得见的部分,天跟人永远没有办法合一,要达到这个层面的天人合一,那真是做梦。但是在看不见的部分,天人是合一的。看不见的部分比看得见的部分更重要,功能更大。

天人合一是一种整合式的体验。《素问·阴阳应象大论第五》云:"是以圣人为无为之事,乐恬憺之能,从欲快志于虚无之守,故寿命无穷,与天地终,此圣人之治身也。"提示我们向圣人学习,"为无为之事,乐恬憺之能,从欲快志于虚无之守",才能"与天地终",而达到天人合一。

9.4 循序渐进养成整合性习惯

养成整合性习惯，需要循序渐进，从小事、由内而外做起。

9.4.1 微习惯策略

千里之行，始于足下。一切都始于那一小步，每次目标尽量小，便更容易坚持。微习惯策略可以帮助我们培养好习惯。微习惯策略就是坚持自己每天实施 1～4 个小到不可思议的计划好的行动。这些行动小到不会失败，小到不会因为特殊情况就轻易放弃。

习惯在人类拥有的行为基础中是最强大的。微习惯是一个培养健康新习惯的策略。微习惯策略中需要注意以下几个问题，否则很容易流于失败。

① 满意每一个进步。微习惯策略的核心是一个很简单的大脑错觉，同时也是一种重视开始的生活哲理，一种认为行动优于动力的生活哲理，一种相信将每一小步积累起来便能让量变转为质变的生活哲理。

② 经常回报自己，尤其在完成微习惯之后。回报也是一种回报，会激励我们再次执行微习惯，建立一个正反馈循环。

③ 保持头脑清醒。冷静的头脑是建立习惯的最佳思维模式。变得依赖动力或情绪正是许多个人成长计划最终失败的原因。

④ 感到强烈抵触时，后退并缩小目标。

⑤ 提醒自己这件事很轻松。微习惯策略是为彻底改变我们的大脑和生活而设计的。我们没有比以前更加努力，只是任务比以前更容易完成了。

9.4.2 由内而外养成整合性习惯

"刺激与回应之间存在一段距离，成长和幸福的关键就在于我们如何利用

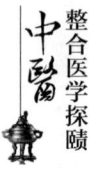
这段距离。"这段简单的话语对史蒂芬·柯维产生了难以言喻的影响。

我们在自己的内心世界里探险,发现其刺激程度远远超过了外部世界的任何探险,而且更精彩,更有趣,更引人入胜,更加充满发现和感悟。采用微习惯策略,构建一个以个人修养为基础,良好人际交往关系,乃至天人关系,由内而外造就自己良好的整合性习惯。这个过程并非总是甜蜜而轻松,实际上也容易波折,而波折之后会更加整合,圆满。

9.4.3 多层次养成整合性习惯

整合性习惯包括身体、精神、智力、社会/情感等多个层面。

身体层面:要有效呵护我们的身体——健康饮食、充足休息、定期锻炼等。锻炼属于第二象限事务。

精神层面:如意识、思维、对中华文化的传承发展、对价值体系的坚持等,是我们整合性习惯中非常重要的内容。这些都属于第二象限事务。

智力层面:主要靠教育来更新学习知识、磨砺心智、开阔视野。养成定期阅读优秀文学作品的习惯是拓展思维的最佳方式,也是第二象限事务。磨砺心智的另一种有效方式是写作,思路会更加明晰、准确和连贯。

社会/情感层面:人际交往习惯的关键不是智力问题,而是情感问题,与我们个人的安全感密切相关。

整合性习惯唯有在各个层面和谐运行的状态下运用效果才最佳。每个层面的更新都很重要,只有协调好四个层面的更新进度,才能取得最理想的效果。每个层面休戚相关,比如:身体健康有助于心智发展,精神提升有益于人际关系的圆满,平衡才能产生最佳的整体效果。

10　整合，从疾病回归健康之路

　　黄帝曰：余闻上古有真人者，提挈天地，把握阴阳，呼吸精气，独立守神，肌肉若一，故能寿敝天地，无有终时，此其道生。中古之时，有至人者，淳德全道，和于阴阳，调于四时，去世离俗，积精全神，游行天地之间，视听八达之外，此盖益其寿命而强者也，亦归于真人。其次有圣人者，处天地之和，从八风之理，适嗜欲于世俗之间，无恚嗔之心，行不欲离于世，被服章，举不欲观于俗，外不劳形于事，内无思想之患，以恬愉为务，以自得为功，形体不敝，精神不散，亦可以百数。其次有贤人者，法则天地，像似日月，辩列星辰，逆从阴阳，分别四时，将从上古合同于道，亦可使益寿而有极时。

　　　　　　　　　　——《素问·上古天真论篇第一》

　　上述《素问·上古天真论篇第一》的这段话提示，整合有着不同层次。真人，至人，乃天人合一，为人与天地自然的高度整合状态。圣人、贤人，可以说是天人相应，乃人与天地自然的较和谐的整合状态。

整合是健康的必要条件。丹尼尔·西格尔（Daniel Siegel）在《第七感：心理、大脑与人际关系的新观念》中提出，整合的五个本质特征：稳定、适应、灵活、一致性和活力。健康有赖于整合的这五个特征，缺一不可，而这五个特征亦符合三易之理。其中，稳定、一致性基本归属于不易；灵活和活力则基本归属于变易；适应则可归属于简易。丹尼尔·西格尔考察了许多疾病，大都表现为混乱、刻板或两者兼有。比如注意缺陷多动障碍、创伤后应激障碍等。而混乱属于"变易"的病态表现，刻板属于"不易"的病态表现。

每一种疾病都是因一个问题而得以生成，都有一个主题。下面我们将以创伤后应激障碍、发展性创伤障碍、解离性身份障碍、注意缺陷多动障碍、抽动障碍、过敏性疾病等为例初步探赜其生成之主题及防治方法。

10.1　创伤后应激障碍

施琪嘉在《创伤心理学》中指出，广义的创伤是指由创伤事件造成的身心损害。本书中讨论的创伤主要是心理创伤。对于较为严重的心理创伤，在心理学和精神科的分类中被称为：创伤后应激障碍（post-traumatic stress disorder, PTSD）。

10.1.1　主要表现

PTSD特征性的表现为三组核心症状群，即：创伤性再体验症状、回避和麻木类症状、警觉性增高症状。儿童与成人的临床表现不完全相同，主要表现为发展性创伤障碍。

10.1.1.1　成年人核心症状表现

（1）创伤性再体验症状

创伤性再体验症状又称为闯入性再体验或病理性重复体验或"闪回

（flashback）",是PTSD最常见、最具特征性的临床症状。在重大创伤性事件发生后,患者有各种形式的反复发生的闯入性创伤性体验重现,常常以非常清晰地、极端痛苦地方式进行着这种"重复体验",可表现为与创伤有关的情境或内容在患者的思维、记忆中反复地、不自主地涌现,闯入意识之中,萦绕不去。

（2）回避和麻木类症状

在创伤性事件后,患者表现为长期或持续性极力回避与创伤经历有关的事件或场景。回避可分为有意识回避和无意识回避。有意识回避表现为竭力控制联想与创伤事件有关的人与事。无意识回避可表现为对创伤性事件的选择性或防御性遗忘或失忆,而与创伤性事件无关的记忆则完好保存,患者似乎希望把这些"创伤性事件"从自己的记忆中抹掉。

回避的同时,患者还可出现"情感麻木"或称"心理麻木"的临床现象。表现为对周围的环境刺激普遍反应迟钝,出现社会性退缩。

（3）警觉性增高症状

警觉性增高的症状在创伤暴露后的第1个月最普遍、最严重,几乎每个患者都存在这种症状,为一种自发性的持续高度警觉状态。主要表现为过度警觉,惊跳反应增强,可伴有注意力不集中,做事不专心,情绪激动、烦躁不安、激惹性增高以及焦虑或抑郁情绪,焦虑的躯体症状如心慌、出汗、头痛、坐立不安、躯体多处不适等症状也很明显。

10.1.1.2 其他表现

PTSD的临床表现除了三大核心症状外,还存在一些常见的心理反应、生理反应、认知歪曲及睡眠障碍等。创伤事件能够改变个体的生理、心理和社会的平衡性,使得对于这个特别事件的记忆占据统治地位,破坏对所有其他经历的记忆,也破坏了对当下时刻的感知与欣赏。长期的生理和情绪异常、失败的或混乱的依恋模式、注意力缺失以及缺乏完整的身份认同感的能力。没有明显生理基础的躯体症状也很常见,如长期背痛和颈痛、肌纤维疼痛综合征、偏头

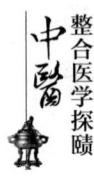

痛、消化问题、肠痉挛和肠易激综合征、慢性疲劳和一些类型的哮喘。

信息点拓展 · 从记忆的结构探索创伤记忆

彼得·莱文（Peter Levine）在《创伤与记忆：身体体验疗法如何重塑创伤记忆》中说，普通记忆通常能够被加工成一个连贯一致的故事。而"创伤记忆"常常以片段式的记忆碎片形式出现，比如难以整合的感觉、情绪、影像、气味、味觉、想法等。

记忆形成了自我认同的基础，并帮助人们定义什么对于人类是有意义的。记忆最显著的特点是，它会被身体感觉和情绪所渲染。

记忆的结构（表2）包括：外显记忆和内隐记忆，前者主要包括陈述性记忆和情境记忆，处于意识中；而后者主要包括情绪记忆和程序性记忆，处于无意识中。

表2 记忆的结构

结构层次	
外显记忆	人际交流等
	陈述性记忆
	情境记忆
内隐记忆	情绪记忆
	程序性记忆
—	身体感觉等

陈述性记忆的总体作用是和他人交流互不关联的信息流。这些"语义的"记忆是客观的。对于以深层探索为目的的心理动力学方法来说，陈述性记忆几乎没有治疗性意义。但是，陈述性记忆是许多认知行为疗法的基本成分。

情境记忆比"细目清单"式的陈述性记忆更加自动化，更引人关注和使人愉快。情境记忆生动地记录了我们的人生经验。它将"理性"（外显的/陈述的）和"非理性"（内隐的/情绪的）动态地联结起来。

情绪则连接着最为核心的部分：我们如何体验和感受自我，在生活中有活力、有方向地活着。

程序性记忆可以划分为三个大类。一类是习得性的动作；一类与应激反应有关，能够在我们面对威胁时唤醒基本的生存本能，强烈的本能应激反应在创伤记忆的形成与解决中发挥了至关重要的作用；第三类是指趋近与回避、吸引与排斥等有机体基本反应倾向，趋近与回避的行为模式形成了我们生命中基本的原始动力。

有意识的、外显的记忆仅仅是已知的浩瀚冰山一角。原始的内隐体验推动和激发了我们的行为，但它处于冰山的水下层几乎没有痕迹，而这种行为方式在我们意识层面只能去想象。但是如果我们要进行有效的创伤治疗，就必须去想象、去理解，因为创伤的记忆痕迹会同时留在心灵和躯体上。

10.1.2　生成之主题

> 宠辱若惊，贵大患若身。何谓宠辱若惊？宠为下，得之若惊，失之若惊，是谓宠辱若惊。何谓贵大患若身？吾所以有大患者，为吾有身。及吾无身，吾有何患？
>
> ——《道德经·第十三章》

关于PTSD的发病机理现代有许多学说、理论阐释，如心理应激学说、情境知觉学说、应激系统控制理论、社会认知理论、信息加工理论、认知加工理论、双重表征理论等。而从整合的角度来讲，心理创伤则是生于"大患"，记录于身，表现为"宠辱若惊"。

10.1.2.1　心理创伤生于"大患"

我们说心理创伤生于"大患"，即创伤事件，创伤事件指那些严重威胁

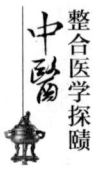

个体安全或完整性的、引起个体社会地位或社会关系发生急骤威胁性改变并引起个体心理反应的事件,其心理反应的共同特点是感觉强烈的恐惧、无助、失控、毁灭的威胁等内心体验。可以导致心理创伤的事件有自然灾难、意外灾难、人为灾难及其他重要生活事件等。

创伤事件可导致三种程序性的行为之一:战斗、逃跑或者冻结。

战斗-逃跑反应是由自主神经系统的交感神经的高度激活所介导的,为身体的自我保护和生存做准备。冻结反应是由自主神经系统的副交感神经所介导的。

用来解释战斗-逃跑-冻结的常见比喻是将自主神经系统的交感神经比作汽车油门,把副交感神经比作汽车刹车。创伤中,交感神经完全激活以尽可能调动更多的战斗-逃跑生存能量。同时,副交感神经也在紧急刹车,试图调节危险的交感神经高度激活。油门和刹车是同时踩到底的。结果是自主神经系统的两个分支都出现了高强度的张力:发动机高速转动,刹车踩到底,而汽车处于停顿状态。这种自主神经系统两个分支都处于高张力的停顿状态是一种特殊的冻结反应,被称为强直性静止。

彼得·莱文在《唤醒老虎:启动自我疗愈本能》中说,我们不需要对心理创伤下定义,我们需要的是从经验意义上了解它会带给人什么样的感受。

通过一位经历过心理创伤的妈妈的描述有助于我们更好地体验并理解创伤。

> 我和我五岁的儿子在公园里玩球,突然他把球扔到了离我很远的地方。在我去取那个球的时候,他跑到了一条繁华的街道上,去捡他发现的另一个球。就在我拿到我们之前一起玩的那个球的时候,我听到了汽车尖锐刺耳的刹车声,声音持续时间很长,很响亮。我立刻明

白儿子被那辆车撞了。我的心似乎一下子沉了下去。我全身的血似乎都停止了循环，向我的脚下沉坠下去。我的脸瞬间失色，我开始向街上人群聚集的地方狂奔。我的腿沉重得像灌了铅一样，到处都看不到他。然而我清楚地知道他就是这场车祸的受害者。我的心抽得很紧，缩到了一块儿，而恐惧充满了我整个胸腔。我推开人群，瘫倒在他一动不动的身体旁。汽车把他的身体拖行了几英尺①之后才停下来。他的身体被擦伤，他浑身是血。他的衣服被撕破了。他一动不动。我失魂落魄，茫然无措。我发疯般地试图把他的身体拼凑到一起。我试图擦掉他身上的血，但是却把血弄得到处都是。我努力想把他破碎的衣服整理好。我不停在想，"不，不可能。呼吸啊，儿子，呼吸。"好像我的生命力能注入他静止不动的身体中一样，我不停地趴在他身上，把自己的心脏贴近他的心。我觉得自己仿佛抽离了现场。我的身体渐渐麻木。我只一遍遍重复刚才的动作。我什么都感觉不到了……

经历过类似心理创伤的人其实知道心理创伤是怎么一回事儿，他们做出的相应反应也都是基本而原始的。这位不幸的女士表现出来的症状极其清晰显著。然而许多人的症状相对更微妙些。我们可以对自己的反应进行探究，从而对创伤性经历进行定性。创伤后，身体内部的情况跟我们在开车中把油门踩到底同时又急踩刹车时的情况非常相似。内在神经系统和外部身体僵直

---

① 1英尺约等于0.3米。

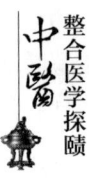

不动之间的竞逐在身体内部造成了强烈"湍流",其形态与飓风相似。就是以这种能量"飓风"为中心点,产生了创伤后应激障碍中的各种症候。

10.1.2.2 心理创伤记录于身

心理创伤的关键在于形成创伤记忆并深植于身体,乃至基因,形成程序性记忆,创伤性的程序性记忆会在诱因条件下或无诱因而不断"闪回",患者重复地体验创伤情境,对人体心身健康产生深远的影响。

彼得·莱文说,身心失去整合的能力是心理创伤的本质。情感解离是创伤的核心。这些难以承受的体验都是碎片化的,患者的情绪、声音、图像、印象、感知也是如此。所有这些与创伤相关的感知都拥有自己的生命力。这些记忆的感知碎片侵入现实,就是它们再现的方式。身体的创伤可以通过手术等把坏死的组织切除,而心理创伤不同,不可能完全"切除",如果硬要忘记,只会以创伤记忆隐藏于内隐记忆深处。创伤是基于底层对整合的破坏,进而形成碎片化创伤记忆并形成习惯,从而影响人的一生。

创伤记忆同普通记忆之间的差异在于负责建立"自传式记忆"的大脑系统的损坏。创伤后的反应不仅仅由大量行为组成,例如当被冒犯时特别容易爆发,或是被吓到时整个人麻木僵住,还包括一些无意识中的屏住呼吸、肌肉紧绷、括约肌缩紧等,还向我们展示了整个机体被困住,就像持续面对当下的危险一样。只有感觉到安全和内心安宁时,才能重获自我的掌控感。

10.1.2.3 "宠辱若惊"形象地展现了心理创伤后应激状态的核心表现

心理创伤后的高反应状态表现为"宠辱若惊","宠"之会让患者受到惊吓,"辱"之亦会让患者受到惊吓。

现代科学发现,丘脑是大脑的过滤器或看门人,因此它也是注意力、专注和新内容学习的中心。PTSD患者的过滤器是敞开的——没有任何过滤,这些人一直都处在感官过载的情况下。为了对应感官过载,他们尝试让自己变得麻木,或将视野变得狭隘和过分专注。

10.1.3 整合性防治方法探赜

老子在《道德经》中提出"无身",予心理创伤以"道"的层面疗愈指明了方向。将刻印在身体、基因中的创伤整合化才是创伤疗愈之道。而在"术"的层面有许多疗法可供我们选择,比如:彼得·莱文的身体体验疗法、戏剧疗法、音乐疗法等。

10.1.3.1 身体体验疗法

彼得·莱文的身体体验疗法(somatic experiencing,SE)在"术"的层面为创伤疗愈提供了一个很好的范例。他说,给我们带来创伤症候的巨大能量,如果能被好好利用、加以调动的话,同样能转化创伤,能使我们更进一步地愈合,能使我们多一点掌控力,甚至多一点智慧。创伤一经治愈,就会成为宝贵的馈赠,会使我们重返潮涨潮落、充满和谐、博爱和慈悲的自然世界。

创造一个新的体验与极端的无助体验重新协商,并以一种对身体体验和反应的控制感替代它。彼得·莱文以南希(Nancy,病例中的化名)为例,介绍了这种疗法。

南希一直饱受经常性偏头痛、甲亢、疲劳、慢性疼痛和使人虚弱的经前综合征的困扰。这些症状会被诊断为肌纤维疼痛综合征和慢性疲劳综合征。惊恐发作和空旷环境恐惧症把她困在家中,她的活力在慢慢流失。就诊那天,南希紧张地挽着她丈夫的手臂来到彼得·莱文的办公室。她焦躁不安,手动来动去;她对丈夫过度的依赖显然对他是一种负担。彼得·莱文注意到她犹如一只受伤的乌龟,挺着僵紧的脖子,也如一只受到车灯惊吓的小鹿,瞪大双眼,弓着身子,传达出一种强烈的恐惧与挫败感。南希的静息心率非常高,已接近每分钟100次。她的呼吸很浅,好像仅仅刚够维持她的生命似的。彼得·莱文教她有意识地放松长期紧绷的颈部和肩部肌肉。她像是完全放松了下来,随着呼吸加深,心率也降到了正常范围。但片

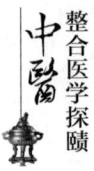

刻之后,她又猛然变得异常焦虑,她的心脏猛烈地跳动着,心率骤升到每分钟130次;她骤变的呼吸,快且浅。她一下子僵在了惊恐之中,面如死灰。她瘫在那里,几乎无法呼吸,心脏看起来似乎也不再跳动,心率猛降到每分钟50次。南希说:"我快死了,别让我死。"她神经紧绷,小声乞求道:"救救我,救救我!我不想死。"她的无助唤起了彼得·莱文潜意识中一个和古老原型有关的解决方案。突然间,彼得·莱文头脑里闪现出一个如梦境般的画面:一只老虎,蹲伏着做好了进攻的准备,随时将从对面的墙里一跃而出。彼得·莱文下了指令:"快跑,南希!有只老虎正在追你!快爬上那些岩石逃命。"南希的双腿颤抖起来,然后一上一下地移动,好像原地跑了起来,她的整个身体开始抖动。一开始是痉挛般的抖动,随后缓和下来。当抖动逐渐平息(大概持续了半小时),她体会到一种平静感,用她自己的话说:"有一阵阵温暖的麻麻的感觉。"后来,南希说,在刚刚的治疗过程中,她看到了一幅恐怖的画面:4岁的她正挣扎着想从一个按住她的医生手里逃脱;这位医生正给她注射乙醚麻药,然后做常规的扁桃体切除手术。她说这件事情自己早已忘记,直到现在才又想起来。让人惊讶的是,这戏剧性的峰回路转彻底改变了南希的生活。之后,她的许多症状大幅好转,其中一些完全消失。之后,南希就再也没有过惊恐障碍发作,而且接下来的两年,直到从研究生院毕业前,她的慢性疲劳、偏头痛和经前综合征都有了显著的好转。此外,她还报告了其带来的"副作用"——前所未有的活力和快乐。

天生的复原能力,让南希从顽固的症状里摆脱出来、重回正常生活的内在机制。在一个值得信任且令人放松的人面前完成的颤抖与战栗帮助南希找回了安宁与健康,从而免于一直生活在创伤的阴影中。

而其中"老虎"意象的应用让我想起了,"虎"在我们文化传统中是四象之一,在古代地理书籍《三辅黄图》称,苍龙、白虎、朱雀、玄武,天之四灵，以正四方。《素问·五运行大论篇第六十七》云："东方生风，风生木……酸生肝……南方生热，热生火……苦生心……中央生湿，湿生土……甘生脾……西方生燥，燥生金……辛生肺……北方生寒，寒生水……咸生肾……"，将五方与五行、五味、五脏等一一对应，倘若能借鉴彼得·莱文的整合"老虎"能量而疗愈心理创伤方法，则可以开拓新的更为完善的中西医结合治疗方法。

10.1.3.2 创伤能量的释放——颤抖

> 洊雷，震；君子以恐惧修省。
>
> ——《易传·象传下》

彼得·莱文发现，许多创伤来访者在治疗和康复过程中所表现出的即时性的抖动、震颤和呼吸。当感到寒冷、焦虑、愤怒和恐惧的时候，我们经常会颤抖。从麻醉状态醒来的患者有时会不能自已地打冷战。当野生动物处于压力下或被囚禁时，它们也会经常颤抖。在某些气功和拙火瑜伽中，使用一些微妙的动作以及呼吸与冥想技巧的专业修炼者，可能会体验到伴随着抖动与震颤的狂喜和极乐的状态。在不同的环境中，表现出的具有不同功能的"抖动"都可能加速真正的转化与深层的疗愈。虽然焦虑状态下的震颤令人恐惧，但它的发生并不会确保机体回归稳态，而当它被"正确"地引导和体验时，功效才会得以显现。

颤抖在疗愈的过程中有着重要的意义。著名的荣格学派心理分析师玛丽-路易丝·冯·弗朗兹（Marie-Louise von Franz）说过："灵魂中神圣的心灵核心，也就是自我，在极端危及的状况下会被激活。"

我们的神经系统通过旋转与波浪这两种方式"抖掉"上一次引发情绪波动的体验，让我们"接地气"并做好面对下一次危险、欲望和生命的准备。

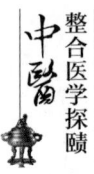

在我们受到惊吓或高度唤起时，它们可以帮助我们回归稳态。换句话说，它们将我们拉回现实。实际上，这些躯体上的反应是自我调节与恢复的核心。这种自然发生的自愈现象是宝贵的，并且超乎我们的想象。

当这些"释放"的完成过程被阻碍或抗拒时，我们与生俱来的恢复能力将会进入"卡顿状态"。受到真正的或是被感知到的威胁后，卡顿状态意味着人更容易被创伤化，或者说至少其适应力、良好感和与世界的归属感会被削弱。

《伤寒论·辨脉法第一》中亦有正邪交争，"战汗而解"之说，说明我国古医家早已认识到战栗、颤抖在疾病治愈中的作用，原文云："问曰：病有战而汗出，因得解者，何也？答曰：脉浮而紧，按之反芤，此为本虚，故当战而汗出也。其人本虚，是以发战，以脉浮，故当汗出而解。若脉浮而数，按之不芤，此人本不虚。若欲自解，但汗出耳，不发战也。"

10.1.3.3 其他疗法

只要是有利于创伤整合的方法都可以根据具体情况用于心理创伤的治疗，如戏剧疗法、音乐疗法、艺术疗法、心理剧疗法等，乃至于写作也是防治心理创伤很好的方法。

受过创伤的人们害怕自己内心深处的体验。他们害怕表达情绪，因为情绪意味着失去控制。相反，戏剧包容人们的情绪，让情绪足以发声，变成人们的内在韵律，让他们可以采取不同的角色，接受不同的情感。受过创伤的人害怕冲突。他们害怕失控，害怕再次处在败者的一方。但冲突是戏剧的中心——人物的内心冲突、人际冲突、家庭冲突、社会冲突以及这些冲突的后果。创伤是试图忘记，隐藏自身的恐惧、狂怒和无助。然而，戏剧是寻找一种途径，向你的观众传达你最深刻的真实感情。这就需要你克服困难，寻找你内心中的真实，探索和检验你的内在体验。只有这样，才能让你在舞台上时，可以通过声音和身体传达出最真实的感情。

10.2　发展性创伤障碍

目前对发展性创伤的研究表明,早期虐待和忽略的长期累积效应对大脑发育不利,对神经系统、内分泌系统和记忆有负面影响。许多研究表明,人际关系创伤比来自非人类或无生命来源的创伤更具影响力。事实上,人们现在认为严重的人际关系创伤可能会强大到超出个人应对能力的各个方面。

PTSD 的诊断标准对发展问题不敏感,因此不能充分描述持续的早期创伤、虐待和忽略对儿童发展的影响。慢性家庭应激和人际关系创伤,尤其在生命早期,增加了发生心理、社会和生理紊乱的风险,其症状和治疗与传统的 PTSD 明显不同。巴塞尔·范德考克(Basel Van der Kork)新提出的发展性创伤的诊断涉及生命早期发生的持续性创伤的几个独特的关键方面。

发展性创伤可能是当今世界上最重要的公共卫生问题之一。据估计,仅在美国每年就有近 300 万儿童受到该问题的影响。据巴塞尔·范德考克介绍,"发展性创伤障碍"(developmental trauma disorder, DTD)主要是指成长过程中受到长期身体、情绪、语言或性虐待,或受到养育者长期忽视等发展性创伤引起的"儿童期不良经验引发的发展障碍"。

10.2.1　主要表现

发展性创伤障碍主要表现为:长期的生理和情绪异常、失败的或混乱的依恋模式、注意力缺失以及缺乏完整的身份认同感的能力。

早期的创伤是压倒性的、混乱的和痛苦的。当创伤持续存在或者未被解除时,身体会出现高水平的系统性唤起和应激反应,表现为内脏失调、肌肉收缩与麻木、分裂和破碎的解离过程。

儿童的创伤性再体验症状可表现为梦魇,反复再扮演创伤性事件,玩与

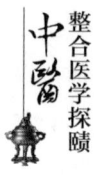

创伤有关的主题游戏，面临相关的提示时情绪激动或悲伤等；回避症状在儿童身上常表现为分离性焦虑、黏人、不愿意离开父母；高度警觉症状在儿童身上常表现为过度的惊跳反应、高度的警惕、注意障碍、易激惹或暴怒、难以入睡等。而且不同年龄段的儿童其PTSD的表现也可能不同。年龄愈大，重现创伤体验和警觉性增高症状越明显；年龄越小，其临床表现就有其特殊性。儿童因为大脑语言表达、词汇等功能发育尚不成熟的限制常常描述不清噩梦的内容，时常从噩梦中惊醒、在梦中尖叫，也可主诉头痛、胃肠不适等躯体症状。儿童患者也可出现短暂的"重演"性发作，即再度恍如身临其境，出现错觉、幻觉及意识分离性障碍。有研究指出：儿童重复玩某种游戏是闪回或闯入性思维的表现之一。值得注意的是，PTSD会阻碍儿童日后独立性和自主性等健康心理的发展。

10.2.2 生成机理探赜

史蒂芬·柯维提出了个人身心发展可分为依赖期、独立期、互赖期三个阶段。而三阶段划分符合《易经》天道、地道、人道之理。我们下面以《易经》泰、否两卦为例探赜发展性创伤发病机理。

10.2.2.1 依赖期有所承，独立期有所制为泰卦之势，为常

泰卦形为坤上乾下，我们第8部分已述，依赖期的核心在于坤道、地道；独立期的核心在于乾道、天道。泰卦中，坤卦位于上位，其势向下而下有乾卦承接而不致坠落；乾卦位于下位，其势向上而上有坤卦制约而不致过亢；整体上形成天地交泰之势。如此，则少有所依托，壮有所归，人生发展亦得正常。如《易经》云："泰：小往大来，吉亨。象曰：泰，小往大来，吉亨。则是天地交，而万物通也；上下交，而其志同也。内阳而外阴，内健而外顺，内君子而外小人，君子道长，小人道消也。象曰：天地交泰，后以财（裁）成天地之道，辅相天地之宜，以左右民。"

10.2.2.2 依赖期无所承，独立期无所制为否卦之势，为病

否卦形为乾上坤下，坤卦位于下位，其势向下而下无承接易坠落；乾卦位于上位，其势向上而上无制约易过亢而为害；整体上形成天地不交之势。如此，则少无所依托，壮无所制约，人生发展亦为患。如《易经》云："否：否之匪人，不利君子贞，大往小来。象曰：否之匪人，不利君子贞。大往小来，则是天地不交，而万物不通也；上下不交，而天下无邦也。内阴而外阳，内柔而外刚，内小人而外君子。小人道长，君子道消也。象曰：天地不交，否；君子以俭德辟难，不可荣以禄。"

10.2.2.3 依恋形式的泰与否之比较

生命早期形成的依恋形式会给人以终生的影响，依恋的影响力似乎更胜于与生俱来的基因。就这层意义来说，依恋形式堪称"第二基因"。依恋研究表明，我们最早的养育者不仅仅喂养我们、帮我们穿衣服、当我们不安时安慰我们，他们还塑造了我们快速发展的大脑接受世界的方式。

美国心理学家玛丽·爱因斯沃斯（Mary Ainsworth）首先将儿童的依恋形式分为安全型、反抗/矛盾型与逃避型三种，之后梅因（Main）与所罗门（Solomon）又增加了紊乱型，现在大多数情况下将孩子的依恋模式分为这四种类型。除了安全型以外的其他三种模式又统称为不安全型。

安全型的依恋风格为"泰"之势。下有所托的安全型儿童有较稳定的安全感，在与母亲分离时，虽然会表现出哭泣等不安反应，但反应不至于过度。当母亲重新现身时也能坦然表现喜悦，主动拥抱母亲。约有60%的儿童表现出这种模式的依恋。因为作为安全堡垒的母亲充分发挥了机能，安全型的儿童在感到压力时也能做出适度的依恋行为。

不安全型的依恋风格为"否"之势。下无所托的不安全型儿童没有稳定的安全感，形成了三种病态的寻求安全感的策略：逃避、反抗/矛盾乃至混乱。

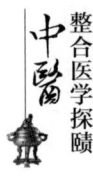

逃避型的儿童在与母亲分离时几乎没有反应，即使与母亲再次相见，除了排斥目光接触之外，也不会主动拥抱母亲。因为逃避型的儿童没有安全堡垒，是即使感受到压力也不会采取依恋行为的类型。15%~20%的儿童属于这种类型。从自小在孤儿院等福利机构长大的孩子身上，经常可看到典型的逃避型依恋。有时，从缺乏父母关爱或照顾，被放任成长的孩子身上，也可以看到这种类型的依恋。逃避型的孩子年龄稍长后，很容易叛逆或出现攻击性。

反抗/矛盾型的孩子在母亲离开时，会表现出大哭大叫等激动的不安反应；然而当母亲再次出现时，却又对母亲的拥抱做出抵抗或排斥的反应。不过，只要一待在母亲身边就不愿意再度分开。这是因为母亲作为安全堡垒的功能没有充分发挥，引起孩子过度的依恋行为。约有10%的孩子属于这种类型。通常这种类型的孩子的父母时而关爱孩子、时而漠不关心，也有不少父母过度神经质或是管教太过严厉。反抗/矛盾型的孩子在年龄稍长后，罹患焦虑症的概率很大，也容易遭到霸凌。

紊乱型的行为中掺杂了逃避型与反抗型的表现，特征是没有固定连贯的行为模式。孩子有时毫无反应，有时又会激烈哭泣或强烈愤怒。此外，这种类型的孩子也会出现蜷曲身体，看似恐惧父母攻击的反应，或是相反地突然攻击父母。不少紊乱型的孩子经常遭到虐待，或者拥有精神状态极度不稳定的父母。原本应该安全的堡垒反而成为危险的地方，致使孩子陷入混乱。因为无法预测父母的行动，孩子的行为也变得紊乱失序。紊乱型的孩子将来也容易发展出边缘性人格障碍。

10.2.3　整合性防治方法探赜

发展性创伤障碍的整合性防治应调动国家、社会及个人的可以调动的所有力量，以防为主。

首先，是从国家、社会的层面高度重视对儿童的资助。巴塞尔·范德考克在《身体从未忘记：心理创伤疗愈中的大脑、心智和身体》中指出，美国每年在监狱支出 840 亿美元，平均每个犯人每年花费 44 000 美元。欧洲北部国家对于犯人的支出只是这些的零头；相反，它们把金钱投入在帮助父母在一个安全、可预测的环境内养育孩子。他们的学历测验分数和犯罪率似乎反映了这些投入是卓有成效的。认为给儿童提供更好的社会支持不仅可以减少犯罪率，而且有利于节约公共卫生支出。社会支持是一种生理需要，而不是一个可有可无的选择。

2000 年诺贝尔经济学奖获得者詹姆斯·赫克曼（James Heckman）表明，早期婴儿干预的质量比提高他们的收入要有用得多。经济学家计算得出，每花费 1 美元在高质量家访、日托中心、学前计划的效果，相当于在福利系统、健康系统、戒毒治疗和监狱系统中花费 7 美元的效果。

其次，是加强对父母的科普教育。有研究发现，照顾的质量与生理因素密切相关。如果孩子们可以受到养育者的持续良好的照顾，他们都会成长为良好的、有纪律的孩子；如果养育者是不稳定、不可靠的，孩子会长期处在生理警觉当中。在婴儿出生后头 6 个月时给予密集的、强迫性的和入侵性的照顾可以预测幼儿园及之后的过度活跃或注意力问题。亦有研究发现，在人生中的头两年中与主要的养育者建立足够的安全感，有助于人们更成功应对生活中难以避免的挫折，具有更好的适应能力。成年人的适应能力可以通过评价他两岁时有多爱他的母亲来预测。

第三，是对儿童心理创伤的及时防治。这就需要运用多种方法，提高儿童自身的整合性，乃至与整个社会、国家集体的整体性。

提高儿童自身的整合性，就必须要关注当下，关注自己的身体——要能够彻底地感受呼吸、感受自己的内在。皮埃尔·让内（Pierre Janet）说过："创伤后应激是一种让人不能够完全活在当下的疾病。"有一个练习是，让一

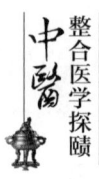

个人蒙着眼罩,由另一个人牵着他的手前进。这个练习对有心理创伤的儿童来说极为困难,而一旦走出困境,非常有利于创伤疗愈。

10.3 解离性(分离性)身份障碍

解离性(分离性)身份障碍(dissociative identity disorder, DID)以往被称为多重人格障碍(multiple-personality disorder, MPD),在某些出版物中也称之为解离性人格疾患。根据 DSM-V,它的基本特征是存在两种或更多截然不同的人格状态或某种附体体验。人格解体在创伤性经历中非常常见。

10.3.1 主要表现

解离性身份障碍主要表现为从一种变动身份转换到另一种变动身份,转换通常非常突然,并且可能是戏剧性的。不同的个案有不同的情况,例如,可能是一种相互失忆的关系。在这种关系中变动身份之间不知道其他变动身份;也可能是一种互相认识的关系。每一种变动身份与其他变动身份都相互认识,他们可听到另一个人的声音,甚至相互交谈;有些彼此相处和谐,而有些则无法和谐相处。大部分解离性身份障碍的个案包含一个或三个变动人格,多的甚至有 100 余个变动人格。

同时还存在着某种缺失回忆重要个人信息的现象,不能用通常的遗忘来加以解释。而且每一种身份似乎都有一种不同的个人史、自我形象及姓名,都代表一种特异和健全的情绪和思维过程,并表示一种独立稳定的人格。

10.3.2 生成机理探赜

百骸、九窍、六藏,赅而存焉,吾谁与为亲?汝皆说之乎?其有私焉?如是皆有为臣妾乎?其臣妾不足以相治乎？其递相为君臣乎？其有真君存焉！如求得其情与不得，无益损乎其真。

——《庄子·齐物论》

10.3.2.1 解离是人们应对创伤的一种反应，也会成为阻碍人成长的桎梏

解离常常被当作一种病理机制，劳伦斯·海勒（Laurence Heller）在《创伤疗愈：早期创伤是如何影响了我们》中提出：解离是人类的一种反应，在面对创伤的反应中，解离过程是一种拯救生命的机制，它帮助人类承受本来无法忍受的体验。如果人类没有解离的能力，许多人就不会在艰辛的生活中幸存下来。考虑到人类遭受苦难的历史，如果我们没有解离的能力，是否能走到今天是值得怀疑的。

将解离视为一种身体的过程是一种思考模式的转变。解离是一种日常生活过程，影响着每个人，它是存在的一部分，也是一个普遍的人类问题，而不仅仅是一个病理学症状。我们都会在某种程度上中断连接和解离。许多极端情况下，人们利用碎片化作为一种应对机制来处理过度的高唤起和痛苦的情绪。在生物学层面上，碎片化在身体的所有系统中造成连贯性的缺乏。当创伤特别严重或持续存在时，解离反应相应地更加极端：从心理生物学的角度来看，个体使用碎片化作为最后的应对机制。在心理和行为层面上，碎片化可以通过生活的各个方面缺乏一致性及其混乱程度来衡量。有些人过着混乱的生活，工作不稳定，人际关系混乱，碎片化的个体无法对自己的生活进行连贯的叙述，碎片化最严重的病理表现形式之一，即分离性身份障碍，通常称为多重人格障碍。

10.3.2.2 受到创伤时，人体内能量即气机也会紊乱

创伤后适应性生存方式常有高唤起的特征模式，如紧张和紧绷；也存在低唤起的特征模式，如崩溃，这些特征模式以特定的方式影响身体结构和生理功

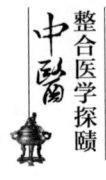

能。胎儿和婴儿的主要内脏系统和中枢神经系统面临威胁时，他们还没有发达的肌肉系统。他们唯一的保护措施就是关闭和冻结中枢神经系统和内脏系统。

体内的能量流动（中医学称为气机）是通过各种隔膜（diaphragm）的收缩来控制的。最明显的隔膜是呼吸系统隔膜。对于创伤后适应性生存方式的个体，早期创伤的高唤起通过身体所有隔膜的强力慢性收缩来管理。这些收缩和冻结反应严重破坏了身体的能量流动即气的升降出入。创伤后适应性生存方式的个体，社会参与系统的生理损害表现为面部缺乏情感和表情，缺乏眼神接触和参与，行为上可表现为社交焦虑和退缩。

10.3.3 整合性防治方法探赜

学者们从人格的分解及整合、内观自我、内聚性自我的形成等多方面探索了人格的分析与整合，有益于解离性身份障碍的治疗。

10.3.3.1 意象对话分析与整合人格意象

朱建军教授在《你有几个灵魂》中介绍了分析人格的基本技术——人格意象分解，利用意象的象征意义将整体人格进行分解，称为"人格意象"，被分解出来的各个人格侧面称为"子人格"，认为"子人格"无所谓好坏之分，有人物、动物、植物、矿物、器物等。人格意象分解有助于更直观地加深自我认识，可以帮助我们更明确地认识自我、不断地化解心理问题，消除心理障碍，完善整体人格。而孙新兰教授更注重人格的接纳与整合。

早在内经时代就各脏腑因其气机不同而把脏腑人格化，各具功能，如《素问·灵兰秘典论篇第八》云："心者，君主之官也，神明出焉。肺者，相傅之官，治节出焉。肝者，将军之官，谋虑出焉。……凡此十二官者，不得相失也。"亦可用于意象疗法。

10.3.3.2 "内观自我"的研究

"内观自我"（mindful self），自我不再仅仅是被动的观察者，而是一个积极的领导者投入其中。自我就如同一个乐队指挥，帮助身体所有部分和谐工作，奏出悦耳的乐章而不是刺耳的噪声。学者们从多个方面对"内观自我"进行了研究。

按照客体关系理论，我们童年时与每个重要亲人的关系模式都可能成为我们内在关系模式的重要组成部分，并在我们目前的现实关系中得以体现。内在关系的核心，是"内在的父母"与"内在的小孩"。

我们每个人都由很多部分组成。我们如何和自己相处，很大程度上取决于我们内在的领导力技巧——也就是说，我们怎样倾听我们不同的部分，确保他们各自得到很好的关注，并防止他们破坏彼此。

每一个主流的心理学流派都承认人有潜在的人格特征，并给予它们不同的名称。现代神经科学已经证实，意识只是一种集合。迈克尔·加扎尼加（Michael Gazzaniga）进行了开创性的左右脑偏侧性和连接研究，得出的结论是，意识是由半自动的功能模块组成的，每个部分都有特殊作用。

治疗师的任务是帮助患者将混淆的各部分自我分开，使患者们能够说："我的这一部分像一个小孩子，我的那部分比较成熟，但感觉像一个受害者。"各个部分开始从"自我"分离，为"内观自我"的浮现提供空间。患者们学会控制自己的恐惧、愤怒，或者厌恶，并打开心扉容纳好奇心和自我反思。通过一个稳定的"自我"角度，他们的内在各个部分可以开始进行有建设性的对话。

一旦患者表现出一定程度的自我认知，这样的内在对话就能很自然地发生。此时最关键的是，治疗师要在一旁小心地观察，留意那些会进行干扰的其他自我部分，而且不时地表示同情，进行评论或发问。

人工智能的先驱马文·明斯基（Marvin Minsky）宣称："'唯一自我'的传统说法只会偏离我们解答意识的努力……我们有理由相信，你的大脑里存在着一个由不同思想构成的群集。这些不同的思维部分像家庭成员一样，携

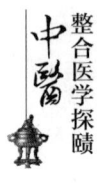

手合作，互相帮助，同时每个成员也拥有各自不同的心理体验，而且这些体验不被其他成员知道。"

理查德·施瓦茨（Richard Schwartz），是内在家庭系统治疗（internal family systems therapy, IFS）的创始人。

IFS的核心理念是，我们每个人的心灵就像一个家庭，其中的成员有不同程度的成熟度、兴奋性、智慧和伤痛。改变这一系统或网络中的任何一个部分，将会影响其他所有的部分。

IFS认为，"自我部分"不仅仅是暂时的情绪状态或习惯性思维模式，而是独立的精神系统，有着各自的历史、能力、需求和世界观。创伤给这些部分注入的信念和情感，破坏了其原本自然的、珍贵的状态。

合作的第一步，是确保内在系统的所有部分都受到欢迎和确认。所有的这些部分——即使是那些有自杀或自毁倾向的部分——都是为了自我保护而形成的，不管他们现在看上去对自我存在多大的威胁。

被虐待的儿童在成长过程中，倾向于认为自己生来就不值得被关爱——这是孩子对他们的悲惨待遇唯一能够想到的合理理由。他们依靠否认和无视现实世界来生存，甚至将自己与现实世界分离开来；他们刻意遗忘虐待；他们压抑自己的愤怒和绝望；他们对自己的身体感受反应迟钝。如果童年时经历过虐待，在其内心深处，很可能仍有一块地方保持在幼年状态，这一部分仍然守着这种强烈的自我厌恶和自我否认的情感。从创伤中康复的关键，是学会如何不让过去的回忆干扰到当下的生活。

我们需要重新审视创伤性记忆以整合他们，我们需要重新审视那些曾经为了让我们幸存下来而构成的充满防卫的自我。

人和旅馆相同。每天早上都会有新客人到来——喜悦、忧郁、恶作剧，还有那些转瞬即逝的感觉，和不速之客一样……你需要欢迎他们，取悦他们，坦诚地对待每一个客人。

10.3.3.3　以内聚性自我整合创伤性人格

美国心理学家海因兹·科胡特（Heinz Kohut）是这样认为的，内聚性自我是个人成长中的一个里程碑。当我们形成内聚性自我之后，就会经受得住情绪惊涛骇浪的袭击。在情绪的惊涛骇浪之中，我们会感觉自己能够稳稳地站在那儿，那就意味着我们形成了内聚性自我。内聚性自我的对立面就是破碎自我和头脑自我。有意识地培养自我的领导能力是治愈创伤的基础。用心观察不仅让我们能以充满同理心和好奇心的视角探索内心，还能积极引导我们朝着正确的方向关心自己。

一个人的外部人际关系其实就是他的内心关系向外的展现。我们的一切——包括我们的大脑、我们的心灵和我们的身体——都倾向于与社会系统合作。

10.4　注意缺陷多动障碍

注意缺陷多动障碍（attention deficit hyperactivity disorder, ADHD）俗称多动症，指发生于儿童时期，与同龄儿童相比，以明显注意集中困难、注意持续时间短暂、活动过度或冲动为主要特征的一组综合征。

10.4.1　主要表现

（1）注意缺陷

患儿注意集中时间短暂，注意力易分散，他们常常不能把无关刺激过滤掉，对各种刺激都会产生反应。因此，患儿在听课、做作业或做其他事情时，注意力常常难以保持持久，好发愣走神；经常因周围环境中的动静而分心，并东张西望或接话茬；做事往往难以持久，常常一件事未做完，又去做另一件事；难以始终地遵守指令而完成要求完成的任务；做事时也常常不注意细

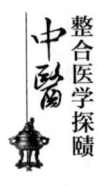

节,常因粗心大意而出错;经常有意回避或不愿意从事需要较长时间集中精力的任务,如写作业,也不能按时完成这些任务。常常丢三落四,遗失自己的物品或好忘事;与他/她说话,也常常心不在焉,似听非听等。

(2)活动过度

活动过度是指与同年龄、同性别大多数儿童比,儿童的活动水平超出了与其发育相适应的应有的水平。患儿上课坐不住,在座位上扭来扭去,小动作多,常常玩弄铅笔、橡皮甚至书包带,与同学说话,甚至离开座位;下课后招惹同学,话多,好奔跑喧闹,难以安静地玩耍。进入青春期后,患儿小动作减少,但可能主观感到坐立不安。

(3)冲动

患儿做事较冲动,不考虑后果。患儿常常会不分场合地插话或打断别人的谈话;会经常打扰或干涉他人的活动;老师问话未完,会经常未经允许而抢先回答;会常常登高爬低而不考虑危险;会鲁莽行事并给他人或自己造成伤害。患儿情绪也常常不稳定,容易过度兴奋,也容易因一点小事而不耐烦、发脾气或哭闹,甚至出现反抗和攻击性行为。

(4)认知障碍和学习困难

部分患儿存在空间知觉障碍、视听转换障碍等。虽然患儿智力正常或接近正常,但由于注意障碍、活动过度和认知障碍,患儿常常出现学习困难,学业成绩常明显落后于智力应有的水平。

(5)情绪行为障碍

部分该障碍患儿因经常受到老师和家长的批评及同伴的排斥而出现焦虑和抑郁,20%~30%的患儿伴有焦虑障碍,该障碍与品行障碍的同病率则高达30%~58%。与同龄人相比,患有ADHD的青少年在情感上显得较不成熟。情绪和行为障碍往往是多动症患儿社会功能损害的一个重要原因。

10.4.2 生成机理探赜

ADHD 的形成，与遗传等因素有一定关系，同时，社会心理方面亦有重要的病因所在，如精神胚胎受到压抑。

10.4.2.1 精神胚胎受到压抑

意大利教育学家玛丽亚·蒙台梭利（Maria Montessori）认为，孩子一开始就有一个精神胚胎，这个精神胚胎中藏有心灵成长的密码。并且，孩子只有通过自己的行动、感受和思考，才能解开这个密码。

武志红说，许多儿童多动症的案例，他们无一例外地都在家中受到了太多限制，这个不能做，那个也不能做，一切都要听大人的。结果，他们的意志受到了极大限制，他们心中有无数未被实现的愿望。也就是说，他们遭受了无数大大小小的诅咒。他们的多动症，其实只是在表达无数被压制的愿望而已。

孙瑞雪称，按照她的观察，所谓的多动症，其实大多数是孩子的精神胚胎被严重压制的结果。患有多动症的孩子，他的重要抚养者中一定有人多次对他说过："你不能这样做，也不能那样做，你必须听我的。"

10.4.2.2 注意力的专注模式和发散模式

克里斯·贝利（Chris Bailey）发现，解决分析性问题时，我们需要集中注意力。但解决创造性问题时，我们需要的是连接大量的想法。

专注模式是将注意力集中于一件事情。专注模式是相当令人疲倦的——它需要我们管控自己的行为，因而会逐渐消耗本就有限的能量。能量耗尽时，我们就更难专注于手头的任务。我们的注意力空间会收缩，因此，我们需要重新"充电"。

发散模式会激活大脑的默认网络——我们不专注于任何事情时返回的网络。发散模式可以为我们的专注模式"充电"，还可以帮助我们计划未来、提

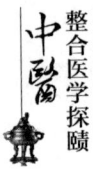

升创造力。从神经学层面上讲，做梦就是"加强版"的发散模式。发散模式是大脑最有创造力的模式，同专注模式一样，我们值得尽可能地多花时间进入发散模式。环境越丰富、经历越丰富，我们能发现的灵感就越多。

克里斯·贝利说，专注模式下，我们的注意力是导向外部的；发散模式下，我们的注意力是导向内部的，我们的内部世界有多丰富，注意力就会多么分散。一个是注意力集中，另一个是注意力不集中。在神经学层面上，这两种思维模式甚至是反相关的——支持发散模式的大脑网络被激活，支持专注模式的大脑网络的活跃度就会大幅降低，反之亦然。尽管如此，这两种模式也是彼此强化的。

两种思维模式都需要注意力空间：专注模式下，我们所做的任务会占满我们的注意力空间；发散模式下，它可以让我们构思新的想法、整体性地思考未来，更有创造性地解决复杂的问题——提供非线性解决方案。

除了有助于计划未来、"充电"和连接想法，发散模式还可以让我们：更有自我意识；更深入地酝酿想法；更有效地记住和处理想法和有意义的经历。

在专注模式下，我们是有意识地将自己的注意力导向某件事情；而在发散模式下，我们是有意识地让自己的思维四处"流浪"。

专注模式和发散模式是可以完美地协同的。专注模式是大脑最有效能的模式，而发散模式是最有创造力的模式。学会合理运用这两种模式，会让我们更有效能、更有创造力、更加快乐。

10.4.3 整合性防治方法探赜

多动症的病因、表现及诊断如此复杂，当然治疗时也需要综合治疗。合理选择最佳治疗方法是非常必要的。目前 ADHD 的治疗方法主要有药物治疗、心理行为治疗、家庭治疗、脑电生物反馈治疗等。本书仅就心理方面的整合性防治方法进行探赜。

爱德华·哈洛韦尔（Edward Hallowell）说，治疗注意力缺失症的重点是组织与结构，找到优势才是多动症治疗的真正开始。防治ADHD就要首先从注意力的有意识地管理管理出发；其次，将注意力放在最重要的目标上；第三，注意积极情绪的重要作用。

10.4.3.1 有意识地管理注意力

注意力是一项必需的工作技能。注意力是提升工作、生活、学习、创造力、幸福感的最重要的元素。

有意识地管理注意力，还可以让你记住更多的东西。在专注时注意力管理得越好，发散时可利用的信息就越多。人们对走神最大的一个误解是"所有走神都是无意识的，是无目的性的"。走神有两种方式：无意识的走神和有意识的走神。

只要明智、有目的地管理注意力，我们就能提升自己的专注度和思维清晰度。有意识地管理注意力，需要注意从以下三个方面入手：专注模式与发散模式的有机结合、注意力空间的改善及扩增、有效管理注意力。

10.4.3.1.1 专注模式与发散模式的结合

专注模式与发散模式完全不同。我们无法同时进入专注模式与发散模式。但二者可以发挥协同作用。

刻意地、有意图地管理我们的注意力，就可以进入高度专注模式：选择某个重要的注意目标，排除工作中不可避免会出现的分心物，然后专注于这个任务。高度专注模式有利于进入心流状态。

克里斯·贝利介绍了进入高度专注模式的四个步骤，如下。

① 选择某个有效能、有意义的专注目标。目标应先于注意力，高度专注模式需要一个重要的、复杂的目标。我们专注的目标越有意义，我们的生活、工作就越有意义。

② 尽可能清除外在的和内在的分心物。

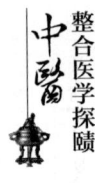

③ 对选定的目标预设专注的时间段。前两个步骤准备得越好，这个步骤就会越深入、自信。

④ 不断将注意力拉回到这个专注目标。克里斯·贝利强调，走神是正常的，关键是要觉察，并控制，这样，我们才可以将时间和注意力专注于既定目标。

专注模式可以让我们在较短的时间内完成大量的工作。发散模式可以让我们连接想法，帮助我们发现潜藏的灵感、提升创造力、计划未来和放松休息。这两种模式协同作用，可以让我们有意义地工作和生活。

发散模式下，我们有意识地让自己的思维四处流浪。要进入发散模式很容易，只要释放当下所做事情之外的注意力空间，跑步、散步或其他任何不会占满注意力空间的事情，都可以让我们进入发散模式。

对于效能和创造力，发散模式可以带来的许多益处如下。

① 发散模式可以帮助我们更好地制定目标和计划。如果我们专注于当下，就不可能设定未来目标。只有从当下的专注退出来，才能畅想未来。

② 发散模式可以为我们"充电"。专注模式非常消耗大脑能量。发散模式则可以补充能量，有助于专注更长时间。

③ 发散模式可以激发创造力。发散模式下，我们可以连接旧想法，创造新想法；让潜伏的想法付出显意识；让我们拼合出问题的解决办法。分散注意力，不专注于任何具体的东西，可以为我们的大脑提供链接"信息点"的机会。我们的工作、任务越需要创造力，你就越应该有意识地进入发散模式。

④ 更深入地酝酿想法。

⑤ 更有效地记住和处理想法和有意义的经历。

⑥ 反思自己经历的意义。

⑦ 发散模式时，可以让我们涌现创造力，让我们穿越时空，将我们已知的东西、正在做到事情和想要实现的目标连接起来。发散模式可以让我们更

聪明、更有目的性地行动。

⑧ 专注模式下，我们几乎没有时间用于思考未来。而在发散模式下，我们思考未来的可能性会提高4倍。专注于当下所做的事情时，我们只有4%的时间在考虑目标，而在发散模式下，大约有26%的时间在思考目标。

发散模式与分心不同。我们走神有两种方式：无意识走神和有意识走神。在无意识走神时，我们自己并不知道，也没有主动选择进入该模式。有意识的走神，才是发散模式。

发散模式常见有三种类型，如下。

① 捕获模式：让我们的意识自由地游荡，并捕获冒出来的想法。有利于识别我们的意识内容。未解决的任务、项目和承诺会给我们的大脑施加沉重的压力。捕获模式下，所有未解决的项目或想法都会移动至意识最前端，随时被写下来并随后并实施。可能有人觉得这个过程很无聊，克里斯·贝利每周设定一两个15分钟时段来进入捕获模式，对于清理注意力空间有着重要的意义。

② 问题解决模式：轻轻地抓住某个问题，让我们的思维绕着它转。有利于仔细思考某个具体的问题或想法。进入这个模式时，我们要想着某个问题，类似"头脑风暴"，让意识绕着它转，从不同的角度探索、思考。它可以提供非线性解决方案，帮助我们更有创造性地解决复杂问题，对于处理重大问题有着极大的裨益。问题解决模式可以让我们的意识获得空间和自由，从而实现思维的飞跃。

③ 习惯性发散模式：做某个简单的任务，捕获冒出来的有价值的想法和计划。有利于"充电"和连接大量的想法。进入习惯性发散模式非常简单，我们只需做某件习惯性的、不会消耗我们全部注意力的事情，意识就会有空间去游荡并连接想法。习惯性活动可以选择散步、游泳、听音乐等，越感到快乐，获得的益处就越多，积极的情绪会扩大我们的注意力空间，使得我们

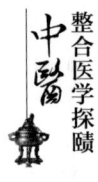

的思维更加开阔。做简单的、令人愉悦的事情，几乎不费任何精力，我们可以一边发散注意力，一边"充电"。研究发现，习惯性发散模式中，习惯性活动会带来许多创造性灵感。

任务间隙是发散模式最为重要的时刻。刺激性的电子设备和分心物不只是让我们的注意力脱轨，还会偷走我们通常用于计划未来和连接想法的宝贵时间和注意力，要戒之。要练习习惯性发散模式，也要经常检查我们的注意力空间有什么想法和念头，这就需要配合捕捉模式进行。

专注模式下，我们吸收和搜集信息点；发散模式下，我们连接这些信息点。专注模式让我们记住更多的东西，为发散模式提供更多有价值的连接；发散模式让我们重新"充电"，为专注模式提供更多的能量。发散模式下产生的灵感，可以帮助我们专注模式下更明智地工作。

10.4.3.1.2 注意力空间的改善及扩增

克里斯·贝利提出"注意力空间"这个术语，指我们用于瞬间关注并处理信息的心智容量，是我们某个时刻的意识总和，它是我们大脑的暂时存储器或剪贴板，在信息被处理时用来暂时存储信息。如果把我们的大脑比作一台计算机，注意力空间就是它的内存，亦称"工作记忆"，将空间的大小称为"工作记忆容量"。

这个注意力空间储存着我们意识到的所有东西，是我们整个的显意识世界。和计算机内存相似，注意力空间越大，运行速度越快，而耗能也越多。

一般情况下，我们的大部分时间都沉浸于正在经历的事情，几乎不会觉察是什么抓住了我们的注意力。克里斯·贝利说，元意识，基本上等同于"正念"，即觉察自己意识的内容：某个时刻我们在思考、感受和感知什么。研究表明，我们只需觉察到占用注意力空间的内容，就可以提升我们的效能。

觉察自己在想什么，是注意力管理的最佳训练方法之一。我们越能觉察到占用注意力空间的东西，走神后就越容易回到正轨。大约47%的时间里，我们的大脑都在走神。

注意力空间只是一个"暂时存储器",注意力空间里的内容是不断变化的,注意力空间会根据我们的心情好坏发生扩展或收缩。

如何扩展我们的注意力空间?

① 冥想已被研究证实可以增加工作记忆容量。长期冥想可以提升大脑的执行功能,从各个维度提升注意力的质量,使得专注时间更长,更不容易走神,工作更有目的性。有研究引导参与者每次练习冥想 45 分钟,每周 2 次,并鼓励他们在家里也练习。几周后,参加冥想练习的人工作记忆容量平均提升了 30% 以上,明显高于其他组。

② 在高度专注模式下,我们也会体验到和冥想同样的效果。高度专注也是一种自我强化的训练。

③ "正念"被证明可以扩展注意力空间。正念练习,是将意识集中于脑子里充满的东西,或者留意当下的环境,包括我们感知、感受和想到的任何东西。正念是专注于当下的环境,而不是沉浸其中。我们可以定时、不定时地融入当下的环境,尽可能觉察自己听见的、看见的、感受到的。如果我们发现自己想得出神,就将注意力重新拉回到最初关注的东西上。大脑走神之后,不要苛责自己,因为大脑天生就会走神。

注意目标越小,大脑越容易走神,但我们越专注于它,就越能扩展我们的注意力空间。冥想和正念都可以提升注意管理的各个方面,我们的思维、专注的清晰度、深度等都会得到极大提升。哪怕每天练习几分钟,都能获益匪浅,关键在于坚持每天练习。

10.4.3.1.3 有效管理注意力

伴随生命的节律,我们一天中的能量水平也是不断变化的,我们当随着能量的潮汐有意识地管理注意力。

在能量充沛的时候,做复杂而有意义的任务,我们的效能也最高。克里

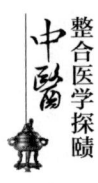

斯·贝利称之为"生物性黄金时段"。在能量水平最低的时候，发散模式的作用最强大。克里斯·贝利称之为"创造性黄金时段"。

我们在解决分析性问题时，需要集中注意力；在解决创造性问题时，需要的是连接大量的想法。有研究发现，我们在最疲惫的时候，解决创造性问题要比其他时段多27.3%。

有效地管理注意力，可以给我们带来无穷的好处。有意识地管理注意力，我们会更有控制力。专注模式可以让我们在较短的时间内完成大量的工作。发散模式可以让我们连接想法，帮助我们发现潜藏的灵感、提升创造力、计划未来、放松休息。这两种模式协同作用，可以让我们更有意义地工作、学习、生活。

10.4.3.2 目标的选择

将注意力放在最重要的目标上，并保持注意力，是我们每天都有做出的最重要的决定。克里斯·贝利说，我们专注什么，我们就是什么。他对注意力目标按任务是否有效能及有无吸引力进行了分类（表3）。

表3 注意力目标分类

类　型	无吸引力	有吸引力
有效能	必要的工作	有意义的工作
无效能	不必要的工作	分心的工作

处于自动模式下工作，就意味着我们更容易成为不必要工作和分心工作的猎物。将我们的工作按照任务的四种类型分解，可以让我们意识到自己的工作真正重要的是什么。

① 必要的工作是指那些无吸引力但有效能的任务。通常我们必须强迫自己去做这些工作。

② 不必要的工作是指那些既无效能又无吸引力的任务。花时间做这类工

作会让我们忙碌,但不会带来任何实际的成果。

③ 分心的工作是那些令人兴奋但无效能的任务,因而是效能的"黑洞"。这类事情很有吸引力,不过应该尽量少做。注意力管理得越好,花在这个类型的时间就会越少。

④ 有意义的工作是效能最佳的类型。它们是我们来到这个世界就应该做的任务,是需要我们投入最多精力去做的任务。属于这个类型的任务通常需要更多的脑力,而且我们往往更擅长这类任务。

效能最佳的人,只专注于图表中第一行两者类型的任务。不过,这四种类型的任务都会争夺我们的注意力。我们也可参考本书表1以第二象限事务为中心。

10.4.3.3 注意积极情绪的重要作用

情绪对注意力有着重要的影响。

积极的情绪可以扩展我们的注意力空间,不管是处于那种模式。当我们感到快乐的时候,负责逻辑思维的脑区中多巴胺水平会上升,我们就会有更多的能量和热情投入工作。同时,我们可利用的注意力空间更大,因而拥有所需的资源去保持更深入的专注,完成更多的任务。良好的情绪状态,还可以让我们更好地吸收信息也越有可能有创新性的想法。

消极的情绪会让我们的注意力空间缩小。不快乐的人,其效能是比较低的。人们越不快乐,就越会无意识地走神,集中于眼前任务的注意力越少;抵御分心无的注意力空间和能量越少。而无意识的走神越多,我们的快乐和效能也会越低。不快乐的人,受到干扰后要花更长的时间才能重新集中注意力,更容易纠结于自己的失败。心理学家肖恩·埃克尔发现,快乐的人,其效能要比那些处于消极或中性情绪的人高31%。快乐情绪还可以帮助我们提升发散模式下的创造力。拥有积极心态,我们就更容易产生灵感,找到问题的解决办法。

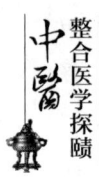

10.5 过敏性疾病

过敏性疾病很常见，常见的有接触性皮炎、湿疹、荨麻疹、过敏性鼻炎、过敏性哮喘、过敏性紫癜等。

过敏性鼻炎-哮喘综合征（combined allergic rhinitis and asthma syndrome, CARAS）、特应性综合征（atopic syndrome），这些新的医学诊断名称的提出，显示了人们对过敏性疾病的认识逐渐趋向于整合。过敏性鼻炎-哮喘综合征是指同时发生的临床或亚临床上呼吸道过敏（过敏性鼻炎）和下呼吸道的过敏性症状（哮喘），两者往往同时并存。过敏性鼻炎-哮喘综合征的上、下呼吸道的免疫学和病理学改变分别是发生在鼻黏膜和支气管黏膜的过敏性炎症。鼻黏膜和支气管黏膜的炎症在发病诱因、遗传学改变、局部的病理学改变、机体免疫功能异常和发病机制等方面均非常相似。特应性综合征包括哮喘、过敏性鼻炎和湿疹。特应性（atopy）是一种易患变应性疾病的体质或全身状态，称为过敏体质，或全身致敏状态。

10.5.1 主要表现

过敏性疾病中，以速发型过敏反应比较常见，其主要类型有过敏性皮炎、呼吸道过敏反应、消化道过敏反应及过敏性休克等。过敏性皮炎常见的有接触性皮炎、湿疹、荨麻疹、药疹等。呼吸道过敏反应常见于过敏性鼻炎、过敏性哮喘等。此外，尚有过敏性紫癜、过敏性休克等。下面简单介绍一下比较常见的过敏性疾病的主要表现。

① 接触性皮炎：指皮肤接触某种物质（如首饰、表链、凉鞋、化妆品等）后，局部发生红斑、水肿、痒痛感，严重者可有水泡、脱皮等现象出现。

② 湿疹：局部或全身可见红斑、丘疹、水泡、糜烂、渗出、结痂、脱

屑、色素沉着；剧烈瘙痒；有明显渗出。

③ 荨麻疹：皮肤突然剧烈瘙痒或烧灼感；患处迅速出现大小不等、局限性块状浮肿性风团，小到米粒，大至手掌大小，常见为指甲至硬币大小，略高于周围皮肤。

④ 过敏性鼻炎：过敏性鼻炎的典型症状，一是阵发性连续性的喷嚏，每次发作一般不少于5个，多时甚至达到十几个、几十个，打喷嚏的时间常以早起、夜晚入睡或随季节变换加重，严重的几乎每天都会发作几次；二是喷嚏过程后大量清水样的鼻涕；三是鼻腔的堵塞，每次发作的轻重程度不一，可持续十几分钟或几十分钟不等。

⑤ 过敏性哮喘：过敏性哮喘多在幼年发病，患者常具有对某些物质过敏的特应性体质，如吸入冷空气、花粉、尘螨等；进食鱼虾、牛奶等；接触某些药物，如青霉素等。当这些过敏原进入患者体内，便通过一系列反应，使肥大细胞或嗜碱性粒细胞释放致敏活性物质，作用于支气管上，造成广泛小气道狭窄，发生喘憋症状，如不及时治疗，哮喘可以致命。

⑥ 过敏性紫癜：发病前1～3周往往有上呼吸道感染史，并且全身不适、疲倦乏力、发热和食欲不振等，继之出现皮肤紫癜，伴有关节痛、腹痛、血尿或黑便等，这些症状往往易误诊。

⑦ 过敏性休克：过敏性休克是外界某些抗原性物质进入已致敏的机体后，通过免疫机制在短时间内发生的一种强烈的多脏器累及症群。过敏性休克的表现与程度，依机体反应性、抗原进入量及途径等而有很大差别。通常都突然发生且很剧烈，若不及时处理，常可危及生命。

10.5.2 生成机理探赜

过敏反应又称变态反应、超敏反应，是指已被某种抗原致敏的机体再次受到相同抗原刺激时发生的超常的或病理性免疫应答，其表现为生理功能紊

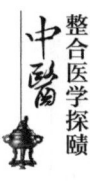

乱或组织细胞损伤。

从整合的角度来讲,过敏性疾病与心理因素联系非常紧密。露易丝·海(Louise Hay)对许多疾病背后隐藏的心理模式进行了解析。限制性思维、消极观念会破坏我们心身的整体性,导致许多疾病的产生。

露易丝·海认为,身体是我们内在思想和信念的反应,是我们自己创造了疾病。以哮喘、过敏、湿疹、皮肤疾病为例探赜疾病背后的心理模式。

① 哮喘源于"窒息的爱",患有哮喘病的孩子具有"过度发达的责任感",觉得没有能力自己呼吸,他们对自己环境中发生的任何"错误"都感到内疚而自我惩罚而发病;通常换一个居住环境对哮喘防治有用,尤其是旧环境极少给予患者心理支持的时候。

② 导致过敏的原因,常常是因为否定自己的力量在作祟。需要认识到自己是安全的,可以平静地生活,则有益于过敏的防治。

③ 导致湿疹的原因,常常是因为惊人的敌对,思想问题爆发而引起在作祟。需要认识到和谐与宁静、爱与快乐存在于自己心理,也存在于自己周围,自己是安全的,则有益于湿疹的防治。

④ 皮肤不仅是感觉器官,也保护着我们的个人特性,皮肤的疾病常常是患者感受到了威胁而焦虑、恐惧等引起。

10.5.3　整合性防治方法探赜

> 法于阴阳,和于术数,食饮有节,起居有常,不妄作劳,故能形与神俱,而尽终其天年……
>
> ——《素问·上古天真论篇第一》

要想健康就需要我们应用整合的方法来养护生命,需要我们效法阴阳之道,同时又要讲究方式方法,需要我们全面地发展身体、心灵和精神。如果我们忽视了其中任何一个方面，我们就是不完整的。过敏性疾病的治疗也是同样的。

身体方面，饮食当营养，而又有节有律；适合自己的锻炼方法亦非常必要。对于过敏性疾病，避免接触过敏原就非常重要。

心理方面，许多流派技术都可以应用，如意象对话、完形、催眠、心理剧、艺术疗法、冥想等，都很有益于我们的健康。

社会参与方面，积极投入到有益于社会的公益活动，建立健全相互支持的社会环境对于防治过敏性疾病等非常有益。

结 语

我们以五个疾病为例初步探赜了疾病的整合功能损伤及治疗。其实，许多疾病都有着整合功能的受损，需要多学科、全方位地合作才能更好地促进健康恢复，希望本书抛砖引玉，稍稍有益于今后建立更加完善的整合医学，护佑人类健康。

附录　整合练习举例

【练习】五气护身意象

气出于脑,即室先想心如日,欲将入于疫室,先想青气自肝而出,左行于东,化作林木;次想白气自肺而出,右行于西,化作戈甲;次想赤气自心而出,南行于上,化作焰明;次想黑气自肾而出,北行于下,化作水;次想黄气自脾而出,存于中央,化作土。五气护身之毕,以想头上如北斗之煌煌,然后可入于疫室。(《素问·刺法论篇第七十二》)

【练习】意象暗示练习:时光之门

准备:

躺位、坐位都可以,衣服宽松一点为好,以放松为度。

取下眼镜、隐形眼镜。

彻底放松。

(也可以轻音乐为背景。用平静、柔缓的语调念引导词。)

引导词:

请注意自己的感受……

来，深吸一口气，把注意力放在自己的内在，去听……去看……去感觉……

如果你愿意，可以让眼睛轻轻闭上，做几个深呼吸。想象着呼出体内的紧张与压力……想象着吸进美丽的能量，整个能量笼罩着你……

让每一次的呼吸，带你更深沉、更深沉，也带你进入美妙的放松状态……

［暂停15秒，让呼吸放松整个身体］

现在放松你全身的肌肉。放松脸部与下颚的肌肉。（可以采用先紧绷再放松的方法达到放松）

放松颈部与肩膀的肌肉……

放松你的手臂……

放松背部的肌肉，放松背部上方，放松背部下方……把这些肌肉所有的紧绷都放松。

放松胸部与腹部的肌肉，让你的呼吸继续保持平静，让你的呼吸继续放松……

彻底放松你腿部的肌肉……

现在，你的整个身体处于非常深沉的平静状态……

外界的任何噪声或干扰，只会让你更加深沉……

去想象、观想，或是去感觉你头顶美丽的光。你可以选择光的颜色。这个光将深化你的层次、治疗你的身体……

让这光穿透你的头部，进入你的身体。光照亮你的头脑，照亮你的脊柱。光治疗这些组织，让你更深沉……

让光往下流动，从头到脚。光有美妙的波动，接触你的每一个细胞、每一条神经，光用平静、爱、治疗，接触你身体里的每一个器官……

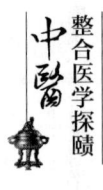

你的身体里,任何需要治疗的地方,就让光走到这个区域,非常强大,非常有力量……

而且,就让光流通全身。你的身体充满美丽的光……

现在,想象或感觉整个光笼罩你的身体,就像你的身体被一个美丽的光环包裹着。这个光环保护你,治疗你的皮肤,也让你更加深沉……

现在开始倒数,从十到一,让每一个倒数带你进入更深层的放松状态。

十……九……八……每一个倒数让你更深沉、更深沉……

七……六……五……更平静,更放松……

四……三……很宁静,很安详……

二……快到了……

一……很好。

在这个宁静、平和的奇妙状态里,想象自己正走下美丽的楼梯……往下走,往下……越走越深入,深入……往下,往下……每往下走一步,你就越加深入……

当你到达楼梯底部,在你的面前是一座美丽的花园……美丽、平静、安全的花园……那是神圣的庇护所……走入花园,找一个地方休息……

你的身体仍然充满着光,被光包裹着,光继续治疗你,让你复原。你的心灵深处已经敞开。你可以想起任何事。你可以从各个层次体验多重向度的自己。你比自己的身体与头脑更加伟大。

如果任何的记忆,任何的感觉与体验让你不舒服,请漂浮上去,保持距离观察一切,就像在看电影一样。如果仍不舒服,飘回花园,在花园里休息,或者睁开眼睛,回到完全清醒的意识。

如果没有不舒服,继续留在你的想象与感觉里,你一直控制得很好。

在这个深沉的放松状态中,你的智慧提高了。你想得出任何事情,也想得起曾经有过的任何体验,包括现在这个身体的体验,以及其他曾经有过的体验……

为了显示你的智慧,现在让我们回溯时光,先是一点点,然后回溯更多。

我要开始倒数,从五数到一,你会想起最近一次愉快的用餐体验,运用你所有的感官,视觉、听觉、触觉、味觉、嗅觉。回想起生动的经验,并注意细节。

五……四……你可以回想起任何事情……

三……会想起最近愉快的用餐体验……

二……集中你的焦点……

一……到了,现在花些时间,重新体验这个愉快的体验……

还有谁跟你在一起? ……好好回想这一切……

除了愉快的用餐体验外,你还可以想起更多。我再度从五倒数到一,开始回想你的童年。回想一个愉快的童年经历,你可以自己选择……想出愉快的童年经历。

永远记住:如果任何的回忆让你觉得不舒服,请飘浮起来,从上面观察,就像看一场电影。或者,你可以飘浮起来,重回花园休息。如果还是不舒服,你可以睁开眼睛,完全恢复清醒意识。

五……集中精神,回想出愉快的童年经历。

四……你可以想起任何事情。

三……二……精神非常集中。

一……到了,好好回味这个童年经历……

除了童年经历外,你还可以回想得更多。如果你愿意,你可以回到任何一个想回到的时刻……

想象一道美丽的门在你面前……这是一道可以穿越时间与空间的门。门的另一边有许许多多的东西值得你去学习……有些对你的生活很有帮助。

我要从五倒数到一,门会打开。它会吸引你,拉你进去。走向门,你会

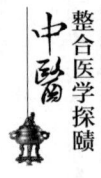

看见门的那一边有道美丽的光。穿过门，进入光。穿过光，加入人群，加入景象，体验光的那一边的一切。倒数到一的时候，你的精神非常集中。

门打开了……把你拉进去……走进去，走过门，进入光。

五……集中精神，回到那个时刻……

四……你可以想起任何事情……走进光里……

三……你察觉到某个景象，察觉到有人体验光的那一边的一切……

二……精神非常集中……

一……到了！

你来到了一个什么样的世界？观察一下自己穿的什么样的衣服……

你的皮肤，你的手有什么不同吗？

进入这个世界有没有特别意义的景象或事件……你可以在时光中前进，或是往后回溯……看看你发生了什么事情……

如果你发现有其他人，注意他们的脸，注意他们的眼睛……你认得他们吗……

除了看之外，你还可以去感觉、去听，去认识。你的记忆不仅只有视觉……

进入这个世界中的其他重要事件……

要离开这个世界了……现在往上飘浮，离开……

回到花园……

在花园里，你的身体里充满美丽的光。它一直在治疗你，让你一直神清气爽。

现在，该是恢复完全清醒的时候了。

我要从一数到十。每多数一个数目，你就越来越清醒。数到十的时候，你可以睁开眼睛，意识完全清醒，你可以完全控制自己的身体与心灵。

一……二……三……越来越清醒……

四……五……六……更加清醒,感觉非常舒服……

七……八……现在即将清醒了。

九……十……睁开眼睛,你已经完全清醒。

慢慢……伸展身体……你完全恢复正常。

(据《回到今生》相关练习修)

【练习】意象暗示练习:治疗光球

意象暗示练习(1)在用餐体验前,不进行用餐体验,而进行下列步骤。

从身体飘浮出来,飘浮在花园上方……

然后旅行到一个美丽小岛,这个小岛被碧海蓝天围绕……

这是一个治疗之岛……

你可以在美丽的沙滩散步……去感觉温暖的阳光……去感觉清凉的微风……

沙滩之外不远的海底,埋藏着许多有能量的大水晶……这些是治疗的水晶。

水晶把治疗的能量传递到海水里。

走进海水里,是深是浅随你喜欢……

你可以感觉到海水有一股股轻微的治疗能量……

水晶透过海水传递过来的治疗能量,被你的皮肤、被你的身体吸收……

现在开始想象一些光球出现了,它们在海水里陪伴你……

光球像治疗大师。它们知道,你身体的哪些部分需要治疗……它们到该被治疗的地方……

它们帮助海水发挥治疗的力量……

如果你愿意,你可以跟它们一起游泳,一起嬉戏……

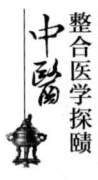

现在，该是离开海水的时候了，该是说再见的时候了……但你永远可以回味……只要你觉得需要，或是你想要回味……

离开海水的时候，你注意到你的全身马上干了……真是奇妙而特别的海水……

你坐在海滩，回味身体被治疗过的部位……

（重新回到花园步骤，进而回到现实）

（据《回到今生》相关练习修）

【练习】意象暗示练习：
排除体内浊气，补充能量

意象暗示练习（1）至用餐体验前，不进行用餐体验，而进行下列步骤。

从身体飘浮出来，飘浮在花园上方……

然后根据个人喜好，来到一个你喜欢的环境，或者海边的沙滩，或者青青草原……

你一个人静静地躺在那里，伸展着身体，享受着温暖的阳光和新鲜的空气……

你的心情会无比的愉悦……

尽情地享受这新鲜的空气……

每一次深呼吸，都会把新鲜的空气吸入体内，把体内的浊气排出……

可以用10分钟的时间来排除体内的浊气，同时，太阳的能量慢慢进入你的身体，充满你的全身……

你感觉自己的身体像是被……

你可以感觉到海水有一股股轻微的治疗能量……

水晶透过海水传递过来的治疗能量，被你的皮肤、被你的身体吸收……

四……五……六……更加清醒,感觉非常舒服……

七……八……现在即将清醒了。

九……十……睁开眼睛,你已经完全清醒。

慢慢……伸展身体……你完全恢复正常。

(据《回到今生》相关练习修)

【练习】意象暗示练习:治疗光球

意象暗示练习(1)在用餐体验前,不进行用餐体验,而进行下列步骤。

从身体飘浮出来,飘浮在花园上方……

然后旅行到一个美丽小岛,这个小岛被碧海蓝天围绕……

这是一个治疗之岛……

你可以在美丽的沙滩散步……去感觉温暖的阳光……去感觉清凉的微风……

沙滩之外不远的海底,埋藏着许多有能量的大水晶……这些是治疗的水晶。

水晶把治疗的能量传递到海水里。

走进海水里,是深是浅随你喜欢……

你可以感觉到海水有一股股轻微的治疗能量……

水晶透过海水传递过来的治疗能量,被你的皮肤、被你的身体吸收……

现在开始想象一些光球出现了,它们在海水里陪伴你……

光球像治疗大师。它们知道,你身体的哪些部分需要治疗……它们到该被治疗的地方……

它们帮助海水发挥治疗的力量……

如果你愿意,你可以跟它们一起游泳,一起嬉戏……

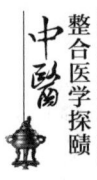

现在,该是离开海水的时候了,该是说再见的时候了……但你永远可以回味……只要你觉得需要,或是你想要回味……

离开海水的时候,你注意到你的全身马上干了……真是奇妙而特别的海水……

你坐在海滩,回味身体被治疗过的部位……

(重新回到花园步骤,进而回到现实)

(据《回到今生》相关练习修)

【练习】意象暗示练习: 排除体内浊气,补充能量

意象暗示练习(1)至用餐体验前,不进行用餐体验,而进行下列步骤。

从身体飘浮出来,飘浮在花园上方……

然后根据个人喜好,来到一个你喜欢的环境,或者海边的沙滩,或者青青草原……

你一个人静静地躺在那里,伸展着身体,享受着温暖的阳光和新鲜的空气……

你的心情会无比的愉悦……

尽情地享受这新鲜的空气……

每一次深呼吸,都会把新鲜的空气吸入体内,把体内的浊气排出……

可以用10分钟的时间来排除体内的浊气,同时,太阳的能量慢慢进入你的身体,充满你的全身……

你感觉自己的身体像是被……

你可以感觉到海水有一股股轻微的治疗能量……

水晶透过海水传递过来的治疗能量,被你的皮肤、被你的身体吸收……

现在开始想象一些光球出现了，它们在海水里陪伴你……

光球像治疗大师。它们知道，你身体的哪些部分需要治疗……它们到该被治疗的地方……

它们帮助海水发挥治疗的力量……

如果你愿意，你可以跟它们一起游泳，一起嬉戏……

现在，该是离开海水的时候了，该是说再见的时候了……但你永远可以回味……只要你觉得需要，或是你想要回味……

离开海水的时候，你注意到你的全身马上干了……真是奇妙而特别的海水……

你坐在海滩，回味身体被治疗过的部位……

重新回到花园步骤，进而回到现实。

（据《回到今生》相关练习修）

【练习】意义换框游戏

世事本无好坏，皆因思想使然。同一件事情，有着多种不同的意义。当别人用负面的语言对待我们的时候，我们可以找到其中比较正面的意义，把它转化为另一种意义，这时，对方的语言攻击就烟消云散了。

游戏：至少2个人为一组。

游戏规则：不管对手说什么，你只能说"是"，不能说"不"，但是你可以在"是"之后补充一句话，让事情变得正面而合理。

举例：

甲："你就像一坨大便。"乙："是的，我就像大便那样滋润万物。"

乙："你就是一个贼。"甲："是的，我像贼一样偷走了世间的智慧。"

甲："你就像一条狗。"乙："是的，我像狗一样忠诚。"

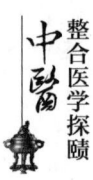

乙:"你就是一只蟑螂。"甲:"是的,我像蟑螂一样拥有顽强的生命力,所有杀不死我的,都会让我更加强大。"

(据《语言的魔力:谈笑间转变信念之 NLP 技巧》相关练习修)

参考文献

［1］樊代明.整合医学：理论与实践［M］.西安：世界图书出版西安有限公司，2016.

［2］南怀瑾.易经杂说［M］.上海：复旦大学出版社，2012.

［3］田代华.黄帝内经素问［M］.北京：人民卫生出版社，2005.

［4］黄元御.黄元御著作十三种［M］.北京：中国中医药出版社，2012.

［5］祖行.图解周易［M］.西安：陕西师范大学出版社，2010.

［6］高怀民.易经哲学精讲［M］.石家庄：花山文艺出版社，2021.

［7］印会河，张伯讷.中医基础理论［M］.上海：上海科学技术出版社，1984.

［8］吴雄志.吴述伤寒杂病论研究［M］.沈阳：辽宁科学技术出版社，2016.

［9］张桂赫.医易心理咨询与治疗［M］.北京：北京科学技术出版社，2012.

［10］提摩西·加尔韦.身心合一的奇迹力量［M］.于娟娟，译.北京：华夏出版社，2013.

［11］史蒂芬·柯维.高效能人士的七个习惯［M］.北京：中国青年出版

社，2018.

［12］米哈里·契克森米哈赖.心流：最优体验心理学［M］.张定绮，译.北京：中信出版集团，2017.

［13］克里斯·贝利.专注力：心流的惊人力量［M］.黄邦福，译.北京：北京联合出版公司，2020.

［14］E. F. 舒马赫.解惑：心智模式决定你的一生［M］.江唐，译.北京：中信出版集团，2021.

［15］廖志祥.廖志祥《道德经》课程实录：心就是太阳，心就是爱［M］.上海：文汇出版社，2010.

［16］斯蒂芬·盖斯.微习惯：简单到不可能失败的自我管理法则［M］.桂君，译.南昌：江西人民出版社，2016.

［17］布莱恩·魏斯.回到今生［M］.黄汉耀，译.海口：海南出版社，2015.

［18］肯·威尔伯.整合心理学：人类意识进化全景图［M］.聂传炎，译.合肥：安徽文艺出版社，2015.

［19］黄启团.改变人生的谈话［M］.北京：中信出版集团，2021.

［20］莉莎·费德曼·巴瑞特.情绪［M］.周芳芳，译.北京：中信出版集团，2019.

［21］吉姆·艾尔-哈利利，约翰乔·麦克法登.神秘的量子生命［M］.侯新智，祝锦杰，译.杭州：浙江人民出版社，2016.

［22］埃尔温·薛定谔.生命是什么［M］.吉宗祥，译.广州：世界图书出版公司，2016.

［23］苏新民，姜义明.中医经典医著选读［M］.北京：中国中医药出版社，2018.

［24］布鲁斯·罗森布罗姆，弗雷德·库特纳.量子之谜：物理学遇到的

意识[M].向真,译.长沙:湖南科学技术出版社,2018.

[25] 王旭东.让音乐带给您健康:奇妙的音乐疗法[M].长沙:湖南科学技术出版社,2017.

[26] 邢玉瑞.黄帝内经研究十六讲[M].北京:人民卫生出版社,2018.

[27] 朱建军.意象对话心理学与中医[M].合肥:安徽人民出版社,2012.

[28] 韩世明,麻春杰.张斌教授医论医案集:《伤寒论》气化学说的理论与实践[M].北京:中国中医药出版社,2016.

[29] 王庆国.刘渡舟医论医话100则[M].合肥:人民卫生出版社,2013.

[30] 雒晓东.伤寒论六经气化学说十四讲[M].北京:中国中医药出版社,2017.

[31] 柳振浩.生命藏在量子中[M].沈阳:白山出版社,2015.

[32] 江苏新医学院.中药大辞典[M].上海:上海科学技术出版社,1986.

[33] 尹红心,李伟.费曼学习法[M].南京:江苏凤凰文艺出版社,2021.

[34] 斯坦尼斯拉斯·迪昂著;章熠译.脑与意识[M].杭州:浙江教育出版社,2018.

[35] 丹尼尔·西格尔.第七感:心理、大脑与人际关系的新观念[M].黄玉萍,王友富,译.杭州:浙江教育出版社,2013.

[36] 汪受传,虞坚尔.中医儿科学[M].案例版.北京:科学出版社,2006.

[37] 叶奕乾,祝蓓里,谭和平.心理学[M].上海:华东师范大学出版社,2021.

［38］李晓东．发展心理学［M］．北京：北京大学出版社，2019．

［39］夏征农，陈至立．大辞海［M］．上海：上海辞书出版社，2013．

［40］彭子益．圆运动的古中医学［M］．北京：中国中医药出版社，2007．

［41］肯·威尔伯．意识光谱［M］．苏健，杜伟华，译．沈阳：万卷出版公司，2011．

［42］曹胜高，刘银昌．周易入门［M］．北京：中华书局，2017．

［43］田合禄，田峰．周易真原：中国最古老的天学科学体系［M］．太原：山西科学技术出版社，2004．

［44］施琪嘉．创伤心理学［M］．北京：人民卫生出版社，2013．

［45］彼得·莱文．创伤与记忆：身体体验疗法如何重塑创伤记忆［M］．曾旻，译．北京：机械工业出版社，2017．

［46］劳伦斯·海勒，艾琳·拉皮埃尔．创伤疗愈：早期创伤是如何影响了我们［M］．王昊飞，钱丽菊，等译．北京：机械工业出版社，2019．

［47］巴塞尔·范德考克．身体从未忘记：心理创伤疗愈中的大脑、心智和身体［M］．李智，译．北京：机械工业出版社，2016．

［48］彼得·莱文，安·弗雷德里克．唤醒老虎：启动自我疗愈本能［M］．王俊兰，译．北京：机械工业出版社，2016．

［49］彼得·莱文．心理创伤疗愈之道：倾听你身体的信号［M］．庄晓丹，常邵辰，译．北京：机械工业出版社，2020．

［50］冈田尊司．依恋障碍：别让孩子伤在敏感期［M］．邱香凝，译．北京：北京联合出版公司，2018．

［51］朱建军．你有几个灵魂［M］．北京：中国城市出版社，2003．

［52］苑媛，曹昱，朱建军．意象对话临床技术汇总［M］．北京：北京师范大学出版社，2013．

［53］武志红．走出人格陷阱［M］．北京：北京联合出版公司，2020．

[54]爱德华·哈洛韦尔,约翰·瑞提.分心不是我的错[M].丁凡,译.太原:山西教育出版社,2011.

[55]申昆玲.儿童过敏性疾病规范化培训教程[M].北京:人民卫生出版社,2021.

[56]张静虹,陈宏.常见过敏性疾病防治216问[M].北京:中国中医药出版社,2019.

[57]露易丝·海.生命的重建[M].徐克茹,译.北京:中国宇航出版社,2003.

[58]罗伯特·迪尔茨.语言的魔力:谈笑间转变信念之NLP技巧[M].谭洪岗,译.北京:世界图书出版公司北京公司,2008.

跋

自从2010年系统地经过心理咨询的培训之后，就常常想着写一本关于中医心身医学方面的书，也算是对自己学习中医学、现代心理学等所学的总结。然而，越来越发现心身医学的局限性，其实仍然是建立在二元论的基础之上，踌躇之际，三件幸运之事得以让本书成册。

首先，幸遇整合心理学，参加"第二届整合心理学学术研讨会"让我感觉如雾后晴空，有了较明确的方向。其次，幸遇刘晓博士后，其有着深厚的中华传统文化底蕴，坚实的中医学基础修养，尤其是对国学、温病学有着独到的见解；蒋沈华博士等同门对中医学及现代心理学亦有着较深刻见解，于是邀若干同门及我的研究生安琪、张馨月等一起进行了本书的编写。第三，2021年底，有幸入选《中医药传承与创新"百千万"人才工程（岐黄工程）——国家中医药领军人才支持计划》第五批全国中医临床优秀人才，不仅促使我更深刻地传承名医国手学术经验，参悟中医经典、中华文化经典，并创新性地与现代科学、现代心理学结合，为中医发展开拓新的道路，而且使得本书的出版亦得到资助。

本书的编写过程中，得到了我的导师虞坚尔教授的大力支持、指导，上海科学技术文献出版社亦给予很大的支持，在此表示感谢！

|跋|

本书只是从整合角度探索中医学,尝试建立有中华文化特色的、兼容现代哲学、心理学等的整合医学,一些观点未必全面,仅只抛砖引玉,希望带来中医整合医学的一树新风,为人类心身健康护航。

昔少年周公为中华之崛起而读书,今我辈为中医文化之传承发扬而撰写,但能管窥古中医学之一丝真义,而发扬之,裨益于人类心身康健,则心甚慰矣。

李利清

壬寅年冬月于沪